Perspectivas en Bioética

EL MUNDO DE LAS CIENCIAS

174.957
L837p Lolas Stepke, Fernando.
Perspectivas en bioética /
Fernando Lolas Stepke, Eduardo Rodríguez Yunta.
1a. ed. – Santiago de Chile: Universitaria, 2024.
276 p.; 15,5 x 23 cm. – (El mundo de las ciencias)
Bibliografía: p. 269-276.

ISBN Impreso: 978-956-11-3071-5
ISBN Digital: 978-956-11-3072-2

1. Bioética. 2. Salud mental – Aspectos morales y éticos.
3. Investigación científica – Aspectos morales y éticos.
I. t. II. Rodríguez Yunta, Eduardo.

Texto compuesto en tipografía *Palatino LT Std* 11/14

Se terminó de imprimir esta
PRIMERA EDICIÓN
en los talleres de Eclipse Impresores JR,
Camino de la Colina 1456, Huechuraba,
en mayo de 2024.

DIAGRAMACIÓN
Yenny Isla Rodríguez

DISEÑO DE PORTADA
Norma Díaz San Martín

IMAGEN DE PORTADA
©YuriiKlymko. Shutterstock, id: 2258052527.

La publicación de este libro ha sido financiada por el
Fondo Rector Juvenal Hernández Jaque 2022
de la Universidad de Chile.

IMPRESO EN CHILE / PRINTED IN CHILE

Fernando Lolas Stepke • Eduardo Rodríguez Yunta

Perspectivas en BIOÉTICA

Universidad de Chile y Universidad Central de Chile
Versión Revisada ERY

FONDO JUVENAL HERNÁNDEZ JAQUE

La publicación de esta obra fue evaluada por el Comité Editorial del Fondo Rector Juvenal Hernández Jaque y revisada por pares evaluadores especialistas en la materia. El Comité Editorial está conformado por profesores/as titulares de la Universidad de Chile y es presidido por la Prorrectora.

EDITORIAL UNIVERSITARIA

Índice

Nota preliminar 11

Sección I
Aspectos históricos de la bioética y aplicación de principios éticos

Capítulo 1
Bioética: orígenes y proyecciones 15

Capítulo 2
Dilemas bioéticos contemporáneos. Una mirada desde los principios 25

Capítulo 3
No maleficencia. Un principio relevante en clínica, investigación biomédica y salud pública 43

Capítulo 4
Vejez y envejecimiento. La solidaridad como principio bioético 51

Capítulo 5
Conflictos de interés, sesgo y ética. Mirada antropológica 61

Capítulo 6
Naturaleza y humanidad: desafíos de la eco-bioética 69

Capítulo 7
Principios bioéticos y calidad de la atención médica 75

Capítulo 8
Hacia un concepto de innovación responsable en medicina 85

Sección II
Hermenéutica y narratividad. El discurso bioético

Capítulo 9
Sostenibilidad bioética 95

Capítulo 10
Bioética, hermenéutica, narratividad. Sobre las implicaciones de la diversidad y lo dialógico 107

Capítulo 11
Salud, medicina y derecho: aporías del discurso bioético 121

Capítulo 12
El valor instrumental del discurso bioético. Su relevancia en el ámbito de los derechos humanos 135

Capítulo 13
El desafío de la Sindemia: hacia una hermenéutica de la salud 149

Capítulo 14
Mejoramiento humano, diálogo, bipersonalidad 157

Capítulo 15
Culturas epistémicas: el papel del discurso bioético en medicina 167

Capítulo 16
Psicoética y equilibrio reflexivo en la historia. Una nota para académicos y políticos 181

Capítulo 17
Consideraciones sobre la narrativa del morir "correcto". Necesidad de una tanatoiatría 187

Sección III
Temas de Salud Mental

Capítulo 18
Aspectos éticos del diagnóstico y la indicación terapéutica en psiquiatría 201

Capítulo 19
Salud mental en clave moral 207

Capítulo 20
Salud mental global y ética 213

Capítulo 21
Salud y conducta en tiempos de sindemia: una perspectiva psicoética 229

Sección IV
Temas de bioética e investigación científica

Capítulo 22
"Manzanas podridas" versus "sistemas corruptos"un análisis de la inmoralidad en la actividad científica 239

Capítulo 23
Bioética y biobancos 243

Capítulo 24
Bioética y genómica humana 253

Referencias selectas 269

Nota preliminar

Este libro recoge perspectivas y reflexiones sobre bioética. La palabra recibe tantos usos, malos usos y abusos que destacan el desgaste de términos que se convierten en moda y conciencia pública. Considerada por algunos una disciplina, por otros una forma especial de ética médica, por sus inventores una suerte de conciencia ecológica biocéntrica y por multitud de personas como pretexto para vocear sus propias convicciones, hoy las bioéticas son muchas. Y tienen diversas inspiraciones, derivadas de la creencia y la cultura de quienes suponen ser sus acreditados representantes. Aunque el texto presenta cierto desencanto por las interpretaciones a que ha sido sujeta la bioética, la intención no es desmotivar sino pedir mayor rigurosidad a sus interlocutores.

Con todo, hemos querido agregar a nuestra lista de publicaciones esta colección de puntos de vista y nociones, manteniendo aún este vocablo, más por sus resonancias y connotaciones que por su eficacia pragmática. Los temas han sido elegidos basándose en la experiencia y en su mayoría en textos previos de los autores, los cuales que han sido actualizados para este libro.

En este volumen se encontrarán textos relativos al origen de la palabra, reflexiones sobre sus usos y las instituciones asociadas a ella, problemas concretos que tradicionalmente trataron los filósofos prácticos pero que, con el desarrollo de la bioética (según nosotros la concebimos) generaron *deliberación dialógica* más que derivación conceptual de monolíticos sistemas filosóficos.

El campo se ha vuelto inabarcable, las variantes innumerables. Por sus indefinidos contornos, requiere de aproximaciones como esta, fragmentarias y puntuales. Esperamos que una presencia de lectores variada pueda tener con estos textos la posibilidad de ampliar horizontes y realizar sus propias búsquedas. No hemos evitado reiteraciones y énfasis que nuestra experiencia ha demostrado útiles.

Sección I
Aspectos históricos de la bioética y aplicación de principios éticos

Capítulo 1
Bioética: orígenes y proyecciones

Introducción

Desde hace algunos años, el vocablo *bioética* se ha vuelto popular. Congresos, seminarios, programas de estudio, enarbolan este término como garantía de novedad e interés.

Bajo esta palabra se ocultan muchos significados, no todos concordantes. El uso ha llevado al abuso.

Además de la muy obvia asociación entre las palabras *bios* (vida, en el sentido de vida humana) y *ethos* (carácter y costumbre), el término se ha usado y se usa en numerosos contextos

1. El origen de la palabra

La palabra *bioética* fue usada por primera vez por el teólogo luterano Fritz Jahr en una publicación de la revista alemana *Kosmos*, en 1927. Intentaba destacar la necesaria *compasión* que merece todo ser vivo y el consiguiente *respeto* que debe tenerse por la vida en general.

En los años 1970 tanto el oncólogo Van Rensselaer Potter, de Wisconsin, como André Hellegers, de la Universidad de Georgetown, en Estados Unidos, emplearon el vocablo con intenciones diferentes.

Para Potter se trataba de respetar la biosfera para asegurar la *supervivencia* de la especie humana (1971). Aunque semejante a Fritz Jahr, su énfasis era la palabra supervivencia. Así, compasión y supervivencia fueron términos clave en lo que luego se desarrollaría como *ecobioética* o *bioética ambiental*.

La interpretación de Georgetown, en cambio, empleó la palabra para revitalizar la ética médica tradicional, destacando el papel de los *comités* en la toma de decisiones y perfeccionando los *principios* que rigen la investigación en salud y la clínica médica.

Esta orientación prevaleció en la adopción de la bioética en América Latina por parte de pioneros como José Alberto Mainetti en Argentina, Alfonso Llano en Colombia y Manuel Velasco Suárez en México. Con ella se importó también el *principialismo*, la noción de que los problemas morales pueden ser resueltos aplicando principios evidentes en la cultura occidental. Los cuatro más consagrados han sido autonomía, beneficencia, no-maleficencia y justicia. Obviamente la significación de estas palabras y su impacto real en las prácticas varían de sociedad en sociedad.

2. Formas de Bioética

Se puede hablar de distintos niveles de empleo del discurso bioético. La *microbioética* se ocupa de las relaciones interpersonales (médico-enfermo, investigador-sujeto, profesional-cliente), la *macrobioética* responde a los intereses de los pioneros, relacionando la vida humana con el ambiente natural y la biosfera, y la *mesobioética,* que se ocupa de las instituciones sociales relacionadas con la salud y el bienestar.

3. Principialismo

Desde la publicación del libro de Beauchamp y Childress en 1979 de *Principios de la Ética Médica* se establecieron 4 principios que sirven como fundamento de las normas y los juicios en las decisiones bioéticas. Estos principios definen expectativas y comportamientos asociados, iluminando el dialogo para la resolución de casos concretos y son aceptados en forma general en distintos documentos internacionales. En el inicio surgieron como aplicación en la práctica clínica, pero su uso se ha extendido en numerosos contextos. De estos principios, dos son de orden deontológico (autonomía y justicia) y otros dos consecuencialistas (beneficencia y no maleficencia). El informe Belmont de 1978 de la Comisión Nacional de Estados Unidos para la protección de los sujetos humanos de investigación biomédica y de comportamiento, que surgió en respuesta a los escándalos en investigación de Tuskegee y Willowbrook, argumentó tres principios éticos como base filosófica de una respuesta ética a los escándalos: respeto a las personas, beneficencia y no maleficencia. El principio de respeto a la persona se asocia con el de respeto a la dignidad que tiene la persona, concepto que se ha definido de muchas formas. Beauchamp y Childress propusieron cambiar el principio respeto a la persona por el de autonomía, y dividieron el principio de beneficencia en no maleficencia y beneficencia.

El principio de autonomía respeta la libertad de elección de la persona procurando que se den las condiciones necesarias para ejercerla, considerando que una persona es autónoma cuando tiene independencia frente a controles externos y capacidad para obrar de acuerdo a una decisión propia. Como requisito se debe obtener consentimiento informado cuando se interviene en una persona sea en la clínica o en investigación.

El principio de no maleficencia impone no causar daño intencionalmente. El daño puede ser físico, psicológico, económico, de reputación, de ofensa. Generalmente se asocia a prohibiciones obligatorias.

El principio de beneficencia se refiere a hacer el bien ayudando a promover los legítimos intereses de las personas. Significa proteger y defender los derechos de las personas, ayudar a las personas vulnerables, o colaborar en alejar los peligros que amenazan a otros.

La no maleficencia y beneficencia implican en la toma de decisiones lograr el máximo beneficio y reducir al mínimo el daño.

El principio de justicia aduce que todas las personas son iguales en dignidad y merecen igual consideración y respeto. Generalmente se usa el criterio de justicia distributiva, que significa la distribución equitativa de los bienes, recursos y las cargas sociales: dar más al que tiene menos.

4. Dignidad y Bioética

Tanto la ética como los derechos humanos tienen como fundamento el respeto a la dignidad humana, significando que el ser humano tiene un valor intrínseco y es un fin en sí mismo. No hay acuerdo en qué es exactamente lo que sustenta la dignidad, pero se le asigna un valor absoluto y universal. Así se expresa en la Declaración de la UNESCO sobre bioética y derechos humanos del año 2005 y en numerosas constituciones nacionales y convenciones internacionales de Derechos Humanos. El Diccionario enciclopédico de Oxford define dignidad como "la cualidad de ser valioso por lo que se merece honor y respeto". En su origen etimológico la palabra dignidad proviene del latín *dignitas*, y significa "preeminencia", "excelencia". Digno es aquello por lo que algo destaca entre otros, en razón del valor que le es propio, por lo que debe ser tratado con "respeto". Cuando este concepto se asocia con el adjetivo humano, se usa para denotar que todos los seres humanos poseen un valor igual intrínseco y por lo tanto se le debe otorgar el mayor respeto y cuidado, independientemente de edad, sexo, estatuto socioeconómico, condición de salud, origen étnico, ideas políticas o religión. El concepto de dignidad se ha criticado por su carácter intrínseco, no teniendo en cuenta las diferencias culturales. Para Ruth Macklin (2003), el concepto de dignidad es un concepto inútil para la ética y ya está expresado en el principio de respeto a la persona. Sin embargo en bioética el respeto a la dignidad se puede enfocar como un límite de lo moralmente admisible cuyo contenido sería esencialmente negativo: no recibir un trato cruel, inhumano, degradante, discriminatorio o humillante (Vazquez, 2017). Para otros autores, desde su origen la dignidad no se refiere a algo intrínseco, sino que es resultado de una atribución social de lo que constituye un mínimo innegociable, por lo que cada cultura establece un estatus de privilegio humano y la dignidad se construiría como un concepto relacional a partir de la construcción de la identidad desde la relación con los demás, siendo un concepto aplicable a cada cultura (Pyrrho *et al.*, 2009). El problema es mantener su carácter universalista, que es la postura de las Declaraciones.

5. La Bioética en la Investigación y la Práctica Clínicas

Como en otras actividades, el discurso bioético ha ido transformándose con el tiempo. Potter mismo, decepcionado de no recibir atención, rebautizó su versión de la bioética como "ética global". La prioridad y la reconstrucción de la historia efectiva del movimiento bioético se presentan en forma distinta, según quien escribe. No han faltado intentos por politizar el término con fines ajenos a la investigación, la clínica o el trabajo académico.

La tradición estadounidense destaca sucesos como el juicio a los médicos nacional socialistas en Nürnberg, el caso Tuskegee y otros para contar una historia que culmina en el informe Belmont de 1978, documento fundacional de la ética de la investigación, al menos en Estados Unidos.

La expansión de los cuatro principios de Georgetown recogidos en ese Informe a la práctica clínica conlleva la adopción del *método deliberativo en comités*, característico de la práctica bioética.

Lo que diferencia la bioética de la antigua ética médica es su *carácter dialógico*. La mayoría de los textos reglamentando la profesión médica previos a la emergencia de la bioética consistían en catálogos de prohibiciones y permisos, básicamente deberes, y se condensaban en la deontología, o teoría de los deberes. Más que códigos de ética, muchas profesiones prescriben y proscriben comportamientos de sus miembros al tenor de los imperativos sociales.

6. Los aportes de la Bioética

La importancia de la bioética crece en el actual escenario.

Propone formas de definir problemas y dilemas como conflicto entre principios (autonomía versus beneficencia, por ejemplo). Propone la deliberación en grupo para buscar soluciones. Recuerda a los profesionales que junto a los deberes propios de su grupo deben considerar intereses y deseos de otras personas. Proporciona indicaciones para comunicación efectiva. Destaca que las decisiones deben ser racionales y razonables. Reconoce la diversidad cultural y la necesidad de considerarla al establecer prioridades de intervención.

En Chile la Organización Panamericana de la Salud (OPS) estableció el Programa Regional de Bioética para América Latina y el Caribe en 1994, bajo convenio con el Gobierno de Chile y la principal universidad del Estado, la Universidad de Chile. Este Programa, con diferentes nombres y misiones, perduró hasta el año 2010. Durante ese periodo se publicó un Boletín informativo (*Bioética Informa*) y numerosos libros. La labor se continuó en el Centro Interdisciplinario de Estudios en Bioética (CIEB) fundado en la Universidad de Chile en 1993 que continuó la revista trilingüe indexada (Scopus, WoS,

Scielo, Lilacs, EBSCO entre otras bases de datos). Esta fue iniciada por Fernando Lolas mientras dirigía el Programa Regional de Bioética de la Organización Panamericana de la Salud (OPS) en el año 2000.

Acta Bioethica, de aparición bianual, publica además monografías y suplementos, accesibles en www.actabioethica.uchile.cl. En la actualidad, 2023, recibe además apoyo de la Universidad Central de Chile.

7. Proyecciones de la Bioética

Bajo el término bioética se cristalizó y adquirió presencia social un conjunto heterogéneo de inquietudes y preocupaciones que "mueven" a las personas. Su primera forma, casi en todos los sitios en que se ha instalado, es la de "movimiento", esto es, reflexión detonada por "emociones". Los casos emblemáticos del primer comité de legos en Seattle, del caso Tuskegee, de las transgresiones a la dignidad humana en nombre de la ciencia, y muchos otros, fueron la marca de la bioética de cuño médico, clínico e investigativo[1]. La necesidad de preservar la biósfera, cuidar el ambiente, mostrar solidaridad hacia el mundo natural gatillaron la forma "macro" de la bioética, que expresa la emoción, en parte negativa, de comprobar las depredaciones de la especie humana y la conciencia necesaria para garantizar la supervivencia.

Convivencia y supervivencia son términos que implican vida en sociedad y solidaridad, tanto en su variedad "horizontal" (con los pares y los coetáneos) como "vertical" (con el Estado y el poder). De allí que el diálogo sea el elemento fundante de la bioética, que así trascendió los límites de la ética tradicional y las admoniciones basadas en preceptos religiosos.

Es evidente que entre las formas más "macro" de la bioética, referidas a la solidaridad biosférica, y las más "micro", relacionadas con el trato entre personas, se abre el espacio de la vida social humana. De lo social, de las sociedades, de las que decía Ortega y Gasset que eran

[1] La relación de estos y otros episodios históricos puede encontrarse en Lolas F. *Bioética*. Editorial Universitaria, Santiago de Chile, 1998 y en Lolas F. *Temas de bioética*. Editorial Universitaria, Santiago de Chile, 2002.

agregados humanos "desalmados" porque no tienen alma en el sentido de alma individual.

En relación con la salud, el ámbito de la salud pública es aquel que estudia los procesos que la sociedad en tanto comunidad humana organizada desarrolla e implementa para promover el bienestar de sus miembros individuales, ya sea a través de una *diatía* (régimen de vida) salutífera, de la prevención de dolencias, de modelos para promover comportamientos saludables o de indicaciones sobre incidencia y prevalencia de trastornos. En este plano, lo bioético es necesariamente una forma de expresión que encuentran los valores que dotan de significado a la vida y la acción, y manifiestan la "vida buena". Obviamente ello diferirá en las comunidades pequeñas, "cara a cara" (*Gemeinschaft*) y en los grupos mayores, más "impersonales" (*Gesellschaft*), pero el punto central es que el diálogo puede contribuir a obtener de ambas formas de organización lo que sea mejor y más provechoso.

De allí se desprende que la faz social de la bioética, que lleva la reflexión al plano de lo cotidiano, alejado de las espectaculares decisiones del comienzo y del final de la vida, sea hoy de especial interés en nuestro trabajo. Por ejemplo, las manifestaciones normativas, codificadas en la ley y la costumbre, merecen atención constante. También las reglas investigativas que se aplican a los grupos humanos con modulaciones y énfasis no necesariamente presentes en el tratamiento de los individuos.

Otra forma importante de bioética social puede con justeza ser llamada *cultural*, pues fija su atención en las diferentes idiosincrasias grupales y sus basamentos valóricos, intentando no relativizar las invariantes de la naturaleza humana sino contextualizarlas en situación y circunstancias particulares. Lejos se halla esta tarea de estar bien servida por los vociferantes profetas de un tercermundismo militante que creen representar el sentir de las grandes masas del continente americano. Una balanceada perspectiva en esta materia debiera consistir en tomar conciencia de cómo es en realidad la realidad y luego reflexionar seria, responsable y sobriamente sobre las contribuciones que compete hacer a cada grupo humano, según su circunstancia y la realidad del mundo contemporáneo.

Las proyecciones de la bioética al terreno político han de ser, necesariamente, tratadas con la cautela que requiere la tolerancia de los sistemas democráticos, siempre perfectibles, que realmente emplean el diálogo como herramienta para la convivencia y la supervivencia. En nuestro papel de servidores públicos la tolerancia se convierte en virtud y se traduce en efectivas acciones de apoyo técnico. No en consignas ni antagonismos vanos.

8. Sobre pluralismos: teóricos, metódicos, utilitarios

Método es una forma reglada de realizar alguna actividad. Es un camino para obtener resultados de modo confiable y replicable.

Ningún método agota la totalidad de una cuestión teórica. Y el mismo método, aplicado en momentos diferentes o sobre conjuntos distintos de datos e informaciones, puede dar lugar a resultados complementarios, discrepantes o redundantes.

Agotar una temática supone usar varios métodos, orientados al mismo fin. El *pluralismo metódico* es de regla en realidades complejas. Por ejemplo, la salud es una abstracción definible y abordable desde la biología, la psicología, la economía, entre muchas disciplinas. De lo que se infiere que tras todo pluralismo metódico existe también un pluralismo teórico. Cada una de esas formas de aproximarse al objeto salud es una manera de definirlo, de hacerlo objeto de observación y análisis. Ergo, es una forma de concebirlo en el seno de un discurso y, por ende, de una visión –teoría- sobre lo que es o podría ser.

Las realidades de la vida moral son todas abstracciones. Las personas viven, se comportan, entran en relaciones con otras personas y con cosas. De allí se abstraen *universales* que dan sentido a la acción y se constituyen en pautas de comportamiento cuando los grupos las imponen a sus miembros. Para justificar la vida moral suelen desarrollarse teorías sobre la naturaleza humana y sobre el origen de las normas que la rigen. A veces se invoca la palabra de un líder carismático, en ocasiones la tradición y la leyenda fundamentan los usos, la autoridad política y espiritual legítima o impone usos y costumbres. La pluralidad de visiones no sintetiza un pluralismo armónico, orientado a fines comunitarios y universales en la fragmentada vida de la civilización moderna. El principal problema no radica en la descripción o la prescripción sino en la *justificación* de las normas legítimas, esto es, aceptadas por los miembros de una comunidad.

Pasar de la pluralidad fáctica al pluralismo cohesionador es una tarea del diálogo y la confrontación productiva de visiones, tareas, ideales y metas. En ese proceso cabe distinguir metas, derechos, deberes. Armonizarlos no siempre es posible en el sentido de reducirlos a una visión única. Pero es concebible como superación de las discrepancias en la superior síntesis de la supervivencia y la concordia.

Para nosotros, la bioética es un *metadiscurso moral*, cuya principal función no es repetir normas o imponer consignas. Es, básicamente, la posibilidad de obtener pluralismos teóricos en un área que, como la filosofía práctica, se ha caracterizado por el monólogo filosófico. Cada inventor de sistemas filosóficos ha extendido sus reflexiones a la vida moral, ha definido virtudes y usos, ha dado normas y señalado cauces. El diálogo entre teorías morales es difícil porque no todas han tenido las mismas metas ni se han propuesto los mismos dilemas. Y a veces, cuando lo han hecho, no los han planteado en los mismos términos.

Capítulo 2

Dilemas bioéticos contemporáneos. Una mirada desde los principios

Introducción

La bioética se ha desarrollado como disciplina que usa herramientas para la reflexión aplicada al diálogo entre lo científico y lo humanista. Las condiciones para un diálogo deliberativo se generan en interrelación interdisciplinaria entre lo social, lo comunitario, la ética, el derecho, lo psicológico, biológico, político, filosófico o la tecnología aplicada a las ciencias de la salud y la investigación científica. La bioética se especializa en encontrar consensos para tomar decisiones mediante la escucha de las partes involucradas, la articulación de problemas y la justificación ética y comunitaria de opciones. La bioética tiende puentes entre personas, disciplinas, instituciones, racionalidades y creencias, facilitando el diálogo entre expertos y profanos, ya que se realiza en forma horizontal operando en un nivel intermedio donde distintas posturas filosóficas y creencias pueden llegar a consensos. El carácter deliberativo se refiere a que se consideran todos los factores involucrados por las partes que interactúan en un problema y se escuchan los argumentos dejando a un lado prejuicios y rivalidades.

La bioética se mueve en tres campos: como disciplina académica, como método interdisciplinario de tomar decisiones, y como movimiento a favor de la vida y del medioambiente. Como disciplina se estudia en las universidades, posee una serie de contenidos y métodos y se desarrolla en forma transdisciplinar, ya que transciende y permea a las diversas disciplinas que interactúan. Como método se usa el diálogo interdisciplinar deliberativo en comisiones, comités de ética, foros nacionales e internacionales, en que deliberan especialistas de diversas disciplinas guiados por un bioeticista. Como movimiento compromete a asociaciones y ONGs que defienden la preservación del medioambiente y la vida sobre la tierra, incluyendo la preservación de la especie humana.

En el marco filosófico, la bioética se originó como metodología de análisis basada en la aplicación de principios éticos. La formulación de los principios surgió del análisis filosófico de la ética de la investigación con sujetos humanos en el Informe Belmont[2] en respuesta a los escándalos de Tuskegee y Willowbrook. Este informe producido por la Comisión Nacional para la Protección de los Sujetos Humanos de Investigación Biomédica y del Comportamiento en Estados Unidos introdujo los principios de respeto a la persona, beneficencia y justicia. Una importante corriente en bioética es el llamado *principialismo* estadounidense que surgió de las teorías éticas del deontologismo y utilitarismo; aunque difieren en la fundamentación de los principios, coinciden a la hora de derivar reglas y procedimientos de decisión a partir de los principios éticos. Con la publicación en 1979 del libro *Principles of Biomedical Ethics*, de Tom L. Beauchamp y James F. Childress, se realizó el primer esfuerzo por aplicar los principios enunciados en el Informe Belmont a la práctica clínica: el deber de respetar la autodeterminación del paciente (autonomía), el deber de hacer el bien (beneficencia), el deber de evitar el mal (no-maleficencia) y el deber de promover la equidad (justicia). En la formulación de los principios influyeron conceptos filosóficos, como el de la autonomía moral de la ética kantiana, la obligación moral en función de las consecuencias de Stuart Mill, y el concepto de equidad de John Rawls para los temas de justicia en atención de salud. Los principios se aplicaron a nivel individual y de relaciones entre personas, no a nivel institucional o en temas de salud global o salud pública. Son de nivel "intermedio", no absolutos en sí mismos, sino *prima facie*. Orientan la acción en el sentido de que establecen condiciones de permisividad y obligatoriedad y ayudan a discernir lo que es correcto y lo que no lo es. Son aceptados por teorías éticas dominantes como el deontologismo y el utilitarismo y considerados universales y generales. La idea de usar principios intermedios fue original del filósofo W. D. Ross, y adoptada con diversas variantes por Beauchamp y Childress. Los principios se aplican en la argumentación de los comités de ética y facilitan la enseñanza de la

2 Informe Belmont (1978). National Commission for the Protection of Human Subjects of Biomedical and Behavioral Research.

bioética, aunque "enseñar bioética" no sea siempre asunto de dilucidación sencilla.

1. Dilemas bioéticos contemporáneos

La Bioética no se reduce al campo de la biomedicina clínica o la ética de investigación. Existen otros campos en que la reflexión bioética puede ayudar a humanizar procesos y tareas sociales. Con el tiempo la bioética se ha aplicado en diversas áreas en ciencia, tecnología, temas de salud global y medioambiente usando la metodología deliberativa y aplicando los principios. Entre los dilemas bioéticos contemporáneos que han originado controversias y formas de reflexión se encuentran: los límites de aplicación de la tecnología, la preservación del medioambiente y temas de salud pública y global. Se ha hecho patente que el uso de los principios cambia en diferentes áreas y que se hace necesario incorporar nuevos principios.

1a) *Límites de la aplicación de la Tecnología*

Uno de los grandes dilemas de la actualidad es cómo poner límites desde la ética al desarrollo tecnológico cuando afecta a la naturaleza y al ser humano. Se corre el peligro de realizar investigación científica tecnológica sin límites sociales y éticos, solamente por tener los medios para realizar cambios, ya que estos pueden afectar el ambiente y la vida en el planeta. Ante el avance tecnológico se pregunta ¿qué limita la acción humana: la Naturaleza, el conocimiento científico o la habilidad tecnológica? ¿Qué rol tiene la ética?

La utilización de nuevas y complejas tecnologías diagnósticas y terapéuticas y la creciente mercantilización de la medicina han provocado gastos excesivos en salud y una creciente especialización, fragmentación y deshumanización de la atención médica. Se cuestiona la utilización sin límites de cuidados intensivos que permiten prolongar la vida y también tecnologizarla, generándose el llamado encarnizamiento terapéutico que prolonga el proceso de la muerte con tratamientos que no son curativos.

La posibilidad de manipulación mediante ingeniería genética de seres vivos, incluido el ser humano, y la manipulación de embriones generan interrogantes en cuanto a sus límites.

La manipulación genética aplica técnicas dirigidas a modificar el caudal hereditario de las especies, con fines variables, desde la superación de enfermedades de origen genético (terapia genética), la mejoría de características propias de la especie o con finalidad experimental o industrial (conseguir un individuo con características no existentes hasta ese momento que tenga un valor en cualquier industria).

Entre las técnicas de modificación genética llama la atención el reciente descubrimiento de la edición genómica por su capacidad de transformar secuencias génicas en forma precisa, estable y a bajo costo. La más usada se basa en la tecnología CRISPR, cuyas siglas corresponden a *Clustered Regularly Interspaced Short Palindromic Repeats.*

Además, CRISPR se puede utilizar para realizar modificaciones con fines de mejoría de la especie humana. Preocupa el que no haya límites hacia cualquier tipo de modificación. También se puede aplicar a la línea germinal humana, es decir, las células que generan los óvulos y los espermatozoides, o también el cigoto, de modo que los genes alterados se transmitan a la descendencia. Preocupa también que se pueda transmitir mutaciones genéticas a la descendencia

El Reino Unido ha sido el primer país en autorizar la edición o manipulación de genes de embriones humanos. La Autoridad de Fertilización Humana y Embriología (HFEA, siglas en inglés) ha dado su aprobación al Francis Crick Institute de Londres, con la condición de que la manipulación sea exclusivamente con fines de investigación y que los embriones no se implanten a mujeres en tratamientos de fertilización. Y algunos científicos han realizado ya experimentos en la línea germinal humana sin autorización, como es el caso del científico He Jiankui, que conmocionó al mundo en una entrevista con la *Associated Press*, y luego de una serie de videos de *YouTube*; anunció que había editado con éxito el genoma de embriones humanos usando CRISPR-Cas9 para que no se contagiaran del virus VIH; luego los embriones se desarrollaron exitosamente formando dos niñas gemelas.

1b) *Preservación del medioambiente*

Una de las consecuencias más preocupantes del desarrollo tecnológico e industrial, unido al crecimiento de la población y el sobreuso de recursos naturales, es la modificación profunda del medioambiente afectando las condiciones de vida en el planeta. Se habla de un progresivo deterioro de las condiciones naturales de la vida y el medioambiente por la contaminación, el calentamiento global, la pérdida de la biodiversidad o la escasez de agua. La reflexión en torno a temas relacionados con la biosfera y el medioambiente se incluye dentro de la ecobioética o bioética ambiental. Esta bioética incluye las reflexiones y prescripciones sobre la acción correcta esperable del ser humano en el medioambiente para que su desarrollo vital y el de futuras generaciones sean posibles. Se habla de la biosfera como un ser vivo, con una homeostasis o equilibrio que no debe romperse para que las distintas formas de vida puedan perpetuarse. La crisis ecológica actual es un problema global por lo que requiere una aproximación a nivel de las relaciones internacionales. Por otra parte, la responsabilidad no depende solo de los Estados y empresas sino también de los individuos.

La bioética ambiental crítica la visión antropocéntrica dominante de la cultura contemporánea que adopta una posición instrumental y de dominio sobre la naturaleza y la sociedad en que prevalece el interés económico sobre otros valores. Es fundamental la forma en que el ser humano se relaciona con la naturaleza para promover el cuidado del ambiente. Para los iniciadores de la bioética (Jahr, Potter), el progreso tecnológico y científico debe ir a la par con valores éticos y humanísticos; si no, se produce un desbalance y la biosfera se resiente. Jahr y Potter incluyeron en sus reflexiones el cuidado del ambiente y la supervivencia humana en el planeta. Desde esta perspectiva, se necesitan pautas éticas universales que incluyan a las generaciones venideras. Es necesario integrar la economía, la ecología, la educación y el desarrollo social con actitudes y estilos de vida tanto individuales como colectivos para preservar el medioambiente (Sarmiento Medina, 2013).

1c) *Aplicación de la Bioética en Salud Pública y Salud Global*

La salud pública se preocupa de la promoción y prevención en salud así como de emergencias y calidad del ambiente biológico, social, psicológico y cultural en que vive el ser humano. Es necesario profundizar en una bioética de carácter social con la elaboración de políticas públicas de salud y de distribución de recursos con base en el logro de equidad, el empoderamiento de poblaciones vulnerables y la evolución hacia sistemas sanitarios justos de acuerdo con las exigencias y necesidades de la sociedad. El modelo principialista resulta insuficiente en su aplicación a problemas de salud pública o salud global; por lo menos, las especificaciones de los principios son distintas. Por ejemplo, el cálculo de riesgos y beneficios derivado de los principios de beneficencia y no maleficencia es difícil de realizar en salud pública o global, pues muchos factores no son fácilmente mensurables. En salud pública hace falta definir conceptos como lo "público", que varía de acuerdo al contexto cultural, lo que se considera "necesario" o indispensable o el "mínimo básico" para cada sociedad. Además, en salud pública y global son muy importantes la solidaridad, la justicia y el bien común. Por ejemplo, en una pandemia es difícil establecer cuáles son las obligaciones del sistema de salud para responder a la crisis; se cuestiona hasta qué punto se puede usar recursos limitados y dónde está el límite de las obligaciones de los profesionales sanitarios cuando las condiciones de trabajo les exponen a alto riesgo de contraer la enfermedad; o hasta qué punto se ha de respetar la autonomía si se hace necesario cerrar establecimientos públicos o se restringe la entrada de personas que vienen de países que padecen la infección o se imponen medidas de prevención, las que pueden afectar de diferentes formas a las naciones. También es importante cómo se comunican las medidas y quién debe guiar el diálogo público, puesto que pueden dar lugar a pánico colectivo y se malentienda su significado real. Para que las personas acepten medidas de salud pública que limitán libertades individuales debe haber confianza en la información recibida, así como en las autoridades que la proporcionan, lo que requiere transparencia y honestidad.

Algunos problemas de salud traspasan fronteras y obligan a una relación entre países. Por ejemplo: el recrudecimiento de enfermedades infecciosas, la degradación ambiental, la universalización de las drogas, el incremento de la violencia y el terrorismo, inequidades en salud o enfermedades originadas por problemas en las relaciones humanas.

Los presupuestos para la salud obligan a los países a priorizar recursos. La situación se complica en pandemias que afectan a nivel global. Numerosos países se ven sobrepasados en la aplicabilidad de recursos por ser el número de pacientes mayor que la disponibilidad. ¿Cómo tomar decisiones? En la última pandemia covid-19 los ventiladores mecánicos, equipos de oxigenación, máquinas de diálisis, pruebas diagnósticas o equipos protectores para profesionales de la salud escasean o se satura su uso. También se retrasa el cuidado de otros pacientes, como quienes padecen cáncer, diabetes o enfermedades cardiovasculares, que además se encuentran entre las poblaciones más vulnerables. Para un profesional de la salud, el no proporcionar terapias de soporte vital porque son insuficientes se presenta el dilema entre querer ayudar al paciente que tiene delante y la familia que está detrás o cumplir con las normas de servicio a la salud pública y tomar decisiones de a quién aplicar la terapia y a quién no (Harkin, 2020). La escasez puede ser no solamente falta de ventiladores mecánicos y otros implementos sino también carencia de personal. En algunos países los profesionales de la salud se vieron forzados a la difícil elección de a quién aplicar un respirador, usando parámetros del paciente como enfermedades asociadas, severidad del fallo respiratorio o probabilidad de supervivencia bajo intubación prolongada, con el objetivo de beneficiar a aquellos con más probabilidad de supervivencia, pero el factor de más peso por las urgencias fue la edad (Cesari y Proietti, 2020). Usar la edad solamente como factor para las decisiones es que puede llevar a criterios discriminatorios. Si lo que se busca es maximizar el número de vidas salvadas, los datos sugieren que la edad es un factor de riesgo de fracaso. Más discriminatorio y contra la justicia sería hacer diferencias entre razas o etnias, por ser migrante o por ser pobre.

Se hace necesario generar protocolos de manejo y decisión sobre intubación, uso de respiradores mecánicos y eficiencia de las unidades de cuidado intensivo. Algunos países han creado pautas de decisión cuando existen escasos recursos. Se debe procurar que tanto el diagnóstico como el tratamiento sean sin costo o a precios accesibles para proteger a las poblaciones más vulnerables. Los comités de ética asistenciales pueden crear protocolos adecuados cuando hay que tomar decisiones. El *Hastings Center* de Estados Unidos ha proporcionado pautas para decisiones cuando los recursos son escasos (Berlinger *et al.*, 2020). Para que las decisiones sean justas se necesita una escala de valores y un esquema ético de decisiones que depende del contexto y del recurso utilizado, siendo los valores principales: maximizar beneficios (valor principal: salvar al mayor número de vidas o aquellos con mayor probabilidad de supervivencia), tratar a las personas por igual (selección al azar para aquellos de igual prognosis), promover y recompensar el valor instrumental (para personas que pueden ayudar a otros o lo han hecho en el pasado: principalmente profesionales de la salud), dar prioridad a los más vulnerables (el más enfermo o el más joven siempre que se maximicen los beneficios y la calidad de vida) y aquellos que han participado en investigación (Emanuel *et al.*, 2020).

En numerosos países los sistemas de salud no estaban preparados para enfrentar la pandemia covid-19 por escasez de recursos. Se añaden problemas sociales que dificultan cuarentenas prolongadas: desigualdad social, desempleo, población pobre y dependiente de trabajo informal para subsistir, enfermedades infecciosas y no infecciosas, falta de prevención de los líderes políticos o minimización de los riesgos y falta de confianza de la ciudadanía, carencia de comités de ética clínica en numerosos hospitales que obligan a tomar decisiones sin guía; el alto gasto en salud pública podría comprometer grandemente a la población a mediano y largo plazo en economías vulnerables (Litewkay Heitman, 2020).

El Estado juega un determinante papel para resguardar decisiones de salud pública, por lo que se enfrenta a decisiones difíciles para forzar cuarentenas, distanciamiento social, cierre de fronteras u otorgar apoyo económico. Las fronteras se cierran para evitar que pasen personas contagiadas de un país a otro, pero se producen muchos problemas para la repatriación de aquellos que se encontraban en el extranjero. Si no existen suficientes pruebas de diagnóstico se puede llegar a tomar decisiones políticas incorrectas como sobreprotección de la población causando recesión económica o baja protección que puede llevar a falta de contención y a que el contagio se expanda o vuelva a resurgir. Otro problema es que las medidas protectoras de confinamiento y cuarentena promueven comportamientos sedentarios lo que se asocia a deterioro del estado físico, enfermedades cardiovasculares o trastornos mentales.

2. Aplicación de los principios éticos

La bioética latinoamericana se inició fundamentalmente con la aplicación de los cuatro principios clásicos de la ética de la investigación médica: autonomía, beneficencia, no maleficencia y justicia. Su aplicación cambia en el contexto de amenazas globales. En el desarrollo de la bioética muchos otros principios han tenido importancia en el diálogo y aplicación de la reflexión. La siguiente lista resume algunos principios aplicables, comenzando por los cuatro clásicos:

2a) *Principio de Autonomía*

La autonomía se puede definir como la obligación de respetar los valores y opciones personales de cada individuo en decisiones que le atañen vitalmente. Supone incluso el derecho a equivocarse. De aquí deriva el consentimiento libre e informado de la bioética médica y de investigación. Requiere independencia con respecto a controles externos y capacidad para obrar de acuerdo con una elección propia, pudiendo tomar decisiones informadas. Se juzga el grado de intencionalidad de los actos, la comprensión que de ellos tiene el agente y la ausencia de presiones o limitaciones. No se opone al respeto a la autoridad ni la obediencia a la norma social.

El principio de autonomía puede hallarse comprometido ante nuevos dilemas. Por ejemplo, en la aplicación de la biotecnología priman intereses de empresas o las agendas de organizaciones ecológicas, por lo cual generalmente se dan informaciones sesgadas. En una pandemia como la de covid-19 el principio de autonomía se encuentra comprometido por razones de salud pública, como las cuarentenas o confinamientos obligatorios.

La confidencialidad resguarda a las personas para que no se revele a terceros (si no quieren) su enfermedad, sobre todo cuando hay peligro de estigmatización o discriminación. Se reconocen excepciones.

Mantener la confidencialidad entra en conflicto con el valor que tiene para la salud pública saber quiénes están contagiados.

2b) *Principio de no Maleficencia*

El principio de no maleficencia alude a no causar daño. Ya se formuló en la medicina hipocrática: *Primum non nocere,* ante todo, no hacer daño al paciente. Se trata de respetar la integridad física y psicológica de la vida humana. La regla de conducta es no matar, no causar sufrimiento a otros, no ofender. Es relevante ante el avance de la ciencia y la tecnología, porque muchas técnicas pueden acarrear daños o riesgos.

En bioética de investigación más que de hablar de los principios de no maleficencia y beneficiencia, se habla de balance entre riesgos y beneficios y para que una investigación se considere ética los beneficios deben ser superiores a los riesgos. En la evaluación del equilibrio entre daños y beneficios se puede cometer la falacia de creer que ambas magnitudes son equivalentes o reducibles a análisis cuantitativo.

Se complica el principio con el desarrollo tecnológico; puede preguntarse si son aceptables los riesgos teniendo en cuenta las generaciones venideras en cuanto al daño que se puede producir a nivel medioambiental, riesgos que a veces son desconocidos.

2c) *Principio de Beneficencia*

Se trata de la obligación de hacer el bien. Es otro principio clásico. La regla de conducta es proteger y defender los derechos de otros, ayudar a los discapacitados, colaborar en alejar los peligros. Se trata de obligaciones positivas, de un máximo moral deseable. El incumplimiento no es motivo de castigo o sanción. Hasta hace poco el médico podía imponer su propia manera de hacer el bien sin contar con el consentimiento del paciente (modelo paternalista), pero actualmente este principio viene matizado por el respeto a la autonomía del paciente, a sus valores, cosmovisiones y deseos. Este principio positivo de beneficencia no es tan fuerte como el negativo de evitar hacer daño. No se puede buscar hacer un bien a costa de originar daños; por ejemplo, el bien de la experimentación en humanos para hacer avanzar la medicina a costa del daño evitable al sujeto.

Ante el desarrollo tecnológico debe preguntarse a quién beneficia y si es sostenible a largo plazo. Se cuestiona si sirve o no para mejorar la situación de poblaciones vulnerables.

2d) *Principio de Justicia*

En general se acude al principio de justicia distributiva, que consiste en la distribución ponderada, equilibrada y apropiada de los bienes y cargas sociales basada en normas legítimas que detallan el sentido y fin de la cooperación social. En la bioética clínica se aplica en la equidad o distribución justa de recursos de salud, en que cada persona reciba proporcionalmente lo que necesita o aquello a que tiene derecho. Consiste en el reparto equitativo de cargas y beneficios en el ámbito del bienestar vital, evitando la discriminación en el acceso a los recursos de atención de salud. Se trata de dar más al que tiene menos. Ante la escasez de recursos se busca no malgastarlos. Se debe asignar recursos donde haya un mayor beneficio para la población y al menor costo posible. Este principio impone límites al de autonomía, ya que pretende que la autonomía de cada individuo no afecte la calidad de vida y la libertad de otras personas. En la ética de investigación, la equidad se refiere a la distribución equitativa de cargas y beneficios entre los que son sujetos de investigación y los que van a recibir sus beneficios posteriormente.

Lo que se considera justo varía según contextos. Hay que decidir cuál teoría de justicia usar como justificación: utilitarista (maximizar la utilidad pública), liberal (derecho a la libertad social y económica), comunitarista (apropiación del pasado común en una sociedad), o igualitarista (distribución uniforme de bienes y beneficios). Se encuentra también el problema de analizar las características que pueden justificar diferencias en el trato para ciertos fines, como: a) a cada persona según su necesidad individual; b) a cada persona según su propio esfuerzo; c) a cada persona según su contribución a la sociedad; d) a cada persona según su mérito; en contrapartida, todas las personas son iguales en dignidad y merecen igual consideración y respeto.

Ante los avances en el desarrollo tecnológico se cuestiona: ¿Cómo garantizar una justicia intergeneracional respecto al cuidado del ecosistema y la distribución de recursos fruto del trabajo colectivo? ¿Cómo establecer una justicia ambiental en cuanto a penalizar a los agentes de contaminación ambiental?

La bioética social no puede disociarse del drama de la inequidad mundial con la imposibilidad de millones de seres humanos de tener asegurados al menos los bienes básicos.

2e) *Principio de Solidaridad*

La solidaridad puede definirse como el compromiso de cargar con costos (financieros, sociales, emocionales o de otro tipo) para asistir a otros con similitud en algún aspecto relevante (Prainsack y Buyx, 2011). La solidaridad es un principio de convivencia humana. Tiene una forma horizontal, entre pares, y una vertical, entre gobernantes y gobernados.

El principio se aplica a las relaciones internacionales. De acuerdo con la Declaración de Rio de Janeiro de las Naciones Unidas[3]: "Los Estados deberán cooperar con espíritu de solidaridad mundial para conservar, proteger y restablecer la salud y la integridad del ecosistema de la tierra. Debido a su distinta contribución al deterioro del medioambiente mundial, los Estados tienen responsabilidades comunes pero diferenciadas. Los países desarrollados tienen mayor responsabilidad en la búsqueda del desarrollo sostenible, en vista de las presiones que sus sociedades ejercen en el medioambiente mundial y de las tecnologías y los recursos financieros de que disponen".

En el caso de pandemias transversalmente múltiples, países y comunidades comparten la vulnerabilidad. Son necesarias estrategias dentro de y entre países. Considerar que todas las vidas son igual de importantes más allá de las fronteras de los países promueve la beneficencia y solidaridad global y, al mismo tiempo, la seguridad en salud inclusiva. Se puede donar suplementos médicos y medicamentos, respiradores, mascarillas. Se puede ayudar mediante videoconferen-

[3] Principio 7 de la Declaración de Río de Janeiro sobre el Medio Ambiente y el Desarrollo (NU, 1998).

cias a manejar la enfermedad vía remota. Se puede ayudar mediante financiamiento para apoyar la capacidad de los sistemas de salud. Se plantea que la solidaridad, que generalmente se considera una ética de máximos, podría ser exigible bajo la experiencia de la pandemia, de forma que no se distinga entre personas ni entre países.

2f) *Principio de Precaución*

El principio de precaución se basa en la Declaración de Río de Janeiro sobre medioambiente y desarrollo en que "cuando haya peligro de daño grave o irreversible, la falta de certeza científica absoluta no deberá utilizarse como razón para postergar la adopción de medidas eficaces en función de los costos para impedir la degradación del medioambiente o la transmisión de enfermedades entre seres humanos"[4].

El sentido del principio es manejar la incertidumbre propia de causales que puedan estar fuera del control humano. El problema de la aplicación de este principio radica en que no está claro dónde establecer límites cuando los riesgos potenciales son desconocidos. La incertidumbre se genera por el desconocimiento y la indeterminación de riesgos en ecosistemas amplios y por la posibilidad de análisis científico en cuanto a: la variable elegida; las mediciones efectuadas; las muestras obtenidas; los modelos utilizados, y la relación causal empleada. Según Sánchez, el principio establece que "cuando una actividad representa una amenaza o un daño para la salud humana o el medioambiente, hay que tomar medidas de precaución incluso cuando la relación causa-efecto no haya podido demostrarse científicamente de forma concluyente" (Sánchez, 2002). El riesgo de daño debe ser potencialmente serio (en alcance geográfico o periodos prolongados), irreversible y acumulativo.

Seguir este principio tiene las siguientes implicaciones:

- No hacer correr a nadie riesgos inútiles por causas tecnocientíficas o medioambientales.
- Ante una incertidumbre, privilegiar siempre la hipótesis más pesimista.

[4] Declaración de Río de Janeiro, Brasil, sobre medioambiente y desarrollo, 1992. Principio 15.

- Cuando un peligro es inevitable o irreversible, minimizar sus efectos.
- Ponderar siempre equilibradamente los riesgos potenciales y los beneficios.
- Crear conciencia social sobre las consecuencias de la tecno-ciencia y la promoción de la salud.
- Exigir a los fabricantes, industriales y empresarios, que demuestren de manera fehaciente la idoneidad de sus productos tanto hacia el medio como en relación con los consumidores, usuarios y trabajadores que los manipulan.
- Ofrecer información transparente sobre riesgos, sin discriminar a nadie y sin crear situaciones de pánico o de angustia injustificadas.
- Aumentar la conciencia de que el globo terráqueo como un todo es vulnerable.

2g) *Principio de Responsabilidad*

El principio de responsabilidad se basa en que quien actúa debe hacerse cargo de sus actos, responder por ellos y asumir la responsabilidad de sus decisiones (Kottow, 2009). Se aplica en varios niveles: los gobiernos deben garantizar la seguridad pública y la protección de la salud y el medioambiente educando a la población; los ciudadanos deben cumplir las normas de protección y de cuidado; las empresas deben garantizar que sus productos no sean dañinos y responder por los daños causados; los profesionales de la salud deben tratar y cuidar a los pacientes (Comité Internacional de Bioética de la UNESCO y Comisión Mundial de Ética del Conocimiento Científico y Tecnología de la UNESCO, 2020). Hay una responsabilidad global de preservar el planeta para las próximas generaciones cuidando el ambiente, disminuyendo la contaminación, reciclando, limpiando desechos, y usando recursos que se puedan regenerar.

La responsabilidad significa reflexionar sobre las acciones a tomar teniendo en cuenta el balance entre riesgos y beneficios.

Algunas reglas son las siguientes:

- Quién actúa debe hacerse cargo de sus actos y responder por las consecuencias.
- Asumir responsabilidad por decisiones tomadas.

- Cuidar al otro cuando se encuentra en situación de vulnerabilidad.
- El generador de efectos negativos, actuales o futuros, es responsable de los costos de las acciones preventivas y correctivas.

La Declaración de Rio de Janeiro de 1992 señala que "Los Estados deberán desarrollar la legislación nacional relativa a la responsabilidad y la indemnización con respecto a las víctimas de la contaminación y otros daños"[5].

Para abordar el problema de la supervivencia se necesita como principio subsidiario la responsabilidad hacia las futuras generaciones, debido a que las manipulaciones genéticas pueden afectarlas y el efecto de las acciones humanas sobre el ambiente y otros seres vivos puede dañar irreversiblemente la biosfera. Hans Jonas habla de responsabilidad no solamente con el ser humano próximo sino con la naturaleza entera y con las futuras generaciones. El poder que el ser humano tiene sobre sí y sobre la naturaleza se amplía gracias al desarrollo tecno-científico, y aumentan también los riesgos asociados a ese progreso y las posibilidades de un uso perverso del avance tecnológico. La responsabilidad debe extenderse hasta donde alcanzan los efectos de la acción humana, ya que el ser humano con la nueva biotecnología es capaz de modificar su propia especie, manipular la vida y alterar profundamente el medioambiente. La responsabilidad implica respetar el proceso evolutivo del que emerge el ser humano. Este nuevo imperativo va dirigido en especial a las políticas públicas, por tanto es diferente del imperativo categórico de Kant que se realiza a nivel individual. Pero el problema es ¿quién se hace responsable, cuando las decisiones y acciones son colectivas? Esta responsabilidad implica al menos dos exigencias: que las futuras generaciones cuenten con un medioambiente y una biodiversidad al menos comparables a las actuales y que la identidad genética de la especie humana no sea alterada (Jonas, 1995). Jonas formula el imperativo categórico así: «Actúa de tal manera que los efectos de tu acción sean compatibles con la permanencia de verdadera vida humana sobre la tierra» (Jonas, 1995).

[5] Declaración de Río de Janeiro, Brasil, sobre medioambiente y desarrollo, 1992, principio 13.

La búsqueda de reglas moderadoras para las acciones humanas debiera considerar la ignorancia que tenemos de las consecuencias que desencadena la tecnología creada por el ser humano, cuya intervención transforma no solamente al mundo de los seres humanos (presentes y futuros) sino también a la naturaleza extra-humana en su conjunto. Al considerar largos espacios de tiempo, aparecen nuevas obligaciones morales respecto de generaciones futuras y también hacia el mundo no humano. Al tratar con los seres vivos debe entenderse que cada uno constituye un fin en sí mismo. La vida es el más alto fin de la naturaleza y esta reacciona contra lo que atenta contra ella.

2h) *Principio de Sostenibilidad*

El desarrollo sostenible es una forma de mejorar las condiciones de vida respetando la naturaleza en la interacción con ella. Hoy día se habla de desarrollo sostenible como mejora de las condiciones de vida respetando la naturaleza. "El desarrollo sostenible es el desarrollo que tiene en cuenta las necesidades del presente sin comprometer la capacidad de las futuras generaciones de satisfacer sus propias necesidades. Este desarrollo supone dos conceptos clave: el concepto de 'necesidades', en particular las básicas de los pobres del mundo, que deben considerarse prioritarias; y la 'limitación' impuesta por el estado de la tecnología y la organización social en la capacidad de satisfacer necesidades presentes y futuras"[6].

2i) *Principio de Protección de Personas Vulnerables*

El principio de protección implica dar resguardo o cobertura a necesidades esenciales (desde el punto de vista del afectado). Es distinto del principio de beneficencia en cuanto a que no obra por paternalismo sino por gratuidad y compromiso con las decisiones tomadas. La protección reclama cautelar el uso del poder para compartirlo con los más

[6] Informe "Our Common Future" (2001), capítulo 2: *"Toward Sustainable Development"*. Versión online, web de Documentos de las Naciones Unidas, en inglés (http://www.undocuments.net/ocf-02.htm).

débiles y desprotegidos (Kottow, 2009). La dificultad estriba en que deben definirse los agentes afectados, las tareas y las consecuencias.

Experiencias como la pandemia covid-19 ponen de relieve la vulnerabilidad de grupos por su condición socioeconómica, por sus formas de vida, edad, problemas cognitivos o conductuales. Las personas y los grupos vulnerables tienen mayor desventaja, se enferman y mueren antes, tienen menor capacidad de cumplimiento de normas preventivas y recomendaciones sanitarias. Durante una pandemia puede exacerbarse la violencia intrafamiliar y la pobreza. Los Estados se han visto en la necesidad de prevenir el empeoramiento de estas condiciones y hacer frente al estrés psicológico provocado por la ansiedad del confinamiento y el miedo a contagiarse (Comité Internacional de Bioética de la UNESCO y Comisión Mundial de Ética del Conocimiento Científico y Tecnología de la UNESCO, 2020). También es necesario considerar la vulnerabilidad de poblaciones en riesgo por confinamiento, como los hogares de ancianos, albergues o cárceles.

CAPITULO 3

No maleficencia. Un principio relevante en clínica, investigación biomédica y salud pública

Introducción

Probablemente no hay sentencia más repetida en la literatura médica que "*primum non nocere*", habitualmente traducida como "primero no dañar".

En su discurso de ingreso a la Academia Nacional de Medicina de España, Diego Gracia destina a este principio reflexiones valiosas y lo declara cimiento de toda ética médica (Gracia, 1990).

Se refiere, en primer término, al *Corpus Hipocraticum*, en el cual el principio se expresa como beneficiar o al menos no dañar. Se encuentra en la *Epidemias* (I, 11) y *De las afecciones* (Cap.13), y en forma más restringida en el *Juramento*. Escribonio Largo, farmacólogo del siglo I d.C., le da la forma más usual.

1. El precepto de No dañar como imperativo técnico

El precepto no tiene originalmente carácter moral sino técnico. Para ser un médico *bueno* antes hay que ser un *buen médico*. El aforismo tiene relación con la *tekhné iatriké* e insta al practicante del oficio a hacer lo correcto. Del contexto se infiere que la medicina no es *episteme* sino *doxa*, opinión, basada en lugares comunes (*topoi*), aforismos y preceptos cuyo comentario crea y amplía el conocimiento.

Se inspira en una tradición que tiene duradera vigencia en la tradición occidental, la de beneficencia. Se hace el bien al enfermo independientemente de su opinión o preferencia, lo que conduce al *paternalismo*: beneficencia sin autonomía.

En las tres tradiciones que comenta Gracia, la cultura griega, la religión mosaica y el derecho romano, el principio de no hacer daño se confunde con hacer el bien y con abstenerse de abusar de la posición de privilegio que el técnico posee por su saber específico.

Hacer el bien y evitar el mal es una característica de las *profesiones*; esencialmente son *confesiones públicas* de adherencia a un código de comportamiento; en muchas versiones adopta un carácter negativo, como en el Decálogo hebraico, con solo dos preceptos positivos. Todos los demás son prohibiciones: no matar, no cometer adulterio, no abusar de la invocación divina.

Solamente a partir de la tradición liberal, Locke, Adam Smith, John Stuart Mill y de modo eminente en los teóricos de la justicia posteriores como Nozik, Dworkin o Rawls, su insistencia en la autonomía personal produce una inversión del énfasis. De la beneficencia se pasa al respeto de las decisiones autónomas, si bien el concepto de autonomía, como fue promulgado por Kant, es idealista y fuera de toda consideración empírica, y no es el que usualmente se invoca en la literatura bioética. Su primera influencia consistió en invertir la situación, del paternalismo extremo al autonomismo irrestricto.

La no maleficencia no es simplemente el reverso de la beneficencia, sino el respeto a la dignidad personal y al proyecto moral representado por la biografía de cada individuo, especialmente en las versiones existencialistas, que destacan la existencia auténtica y la responsabilidad. La concepción definitiva y decantada se basa más en la justicia y la libertad y el énfasis en la moralidad de las acciones se agrega a su ejecución según las reglas del arte. No debe olvidarse.

El principio de no dañar, presente en todas las culturas, es fundamento de la vida social y cabe preguntarse por su precedencia sobre otros principios habitualmente invocados para justificar decisiones. Es principio rector en la obra del pionero Fritz Jahr y se encuentra relativamente claro en Potter, especialmente cuando aboga por el respeto de la biosfera y exige la preservación del ambiente para la sobrevivencia de la especie humana. Aplicado a otras esferas de la acción humana, incluida la política, es probablemente el único principio incontrastable, pues ordena algo que los agentes morales *deben* hacer. Es conveniente distinguirlo de la beneficencia; esta, como deber moral, nunca es exigible y depende de la benevolencia o voluntad personal de hacer el bien. La marca distintiva de los actos no maleficentes es que se aplican imparcialmente a todos los individuos, en tanto la beneficencia deriva de motivaciones e intenciones específicas con relación a personas o grupos y no es imparcial, pues indica una preferencia positiva. Puede decirse que la obligación de no maleficencia es perfecta. Cuando se introduce la noción de utilidad puede haber ocasiones en que la beneficencia sobrepase a la no maleficencia (ej. vacunaciones o investigación clínica).

La no maleficencia sería un principio deontológico, en calidad de deber universal, y la beneficencia uno teleológico, basado en las consecuencias de los actos

2. No Maleficencia como imperativo moral

Es tarea de la reflexión y la experiencia *especificar* qué es la no maleficencia. Examinando usos y costumbres, acopiando ejemplos, explorando acciones y palabras es posible configurar su significado. Aunque como principio teórico es absoluto, debe relativizarse su empleo según contextos y entorno cultural. Cuando se habla de obligaciones *prima facie* significa que valen intuitivamente, a primera vista, a menos que haya competencia con otras obligaciones o sean inoportunas circunstancialmente. Las obligaciones reales, concretas, dependen de un adecuado sopesar circunstancias y casos concretos. Es posible, por ejemplo, aceptar daños menores si el fin es valioso o las circunstancias lo justifican.

No debe olvidarse que fundamentar racionalmente una acción es distinto de justificarla éticamente. En este segundo caso se trata de especificar discursivamente aquello que produce el mayor bien y se ajusta a las conciencias.

Según Gracia, la medicina griega hipocrática no conoció la no maleficencia como se entiende hoy día. Siempre fue beneficencia sin autonomía y es el fundamento del paternalismo que caracterizó a la profesión médica y sigue manifiesta en los documentos que dejan en manos profesionales la decisión en casos difíciles. La "dialogicidad" del movimiento bioético ha reemplazado esto por un énfasis en la autonomía empírica individual, cuyos excesos llevan a un consumismo de servicios médicos y convierten al paciente de antaño en un cliente que compra bienestar y salud exigiendo servicios.

La lógica de la certidumbre, que señala la infalibilidad del saber, se reemplaza por la lógica del riesgo, que es lo que conjuntamente evalúan los participantes de un diálogo que tiene por finalidad un objetivo deseado, pero no seguro, cual es el bienestar. La impaciencia de los antiguos pacientes ha llevado a extremos la retórica de sus derechos, disminuyendo la importancia de los derechos y aspiraciones de los profesionales. Esta horizontalización del diálogo, con los beneficios que parece conllevar, exige consideraciones adecuadas.

3. No Maleficencia e Investigación Clínica

Una *investigación clínica* exige, según la definición de NIH (National Institutes of Health, USA), cuatro requisitos: 1) se realiza con participantes humanos; 2) quienes se distribuyen, antes de toda intervención, a grupos de estudio; 3) para investigar los efectos en variables de salud; 4) cuyos resultados servirán para definir y valorar intervenciones futuras con valor social.

Una investigación clínica debe tener *validez científica* y ser de *valor social* (Emanuel, 1999). La validez científica se refiere a que un protocolo de investigación tenga diseño y metodología adecuados, incluyendo análisis estadístico, a que los investigadores estén calificados y las mediciones representen en realidad lo que se tiene intención de cuantificar. El valor social se refiere a determinar que una investigación sirva para mejoras en la salud o bienestar de las personas, y a generar conocimiento para un posterior desarrollo de intervenciones beneficiosas para la sociedad.

Los tres fundamentos son lo *apropiado técnicamente, bueno moralmente y justo socialmente.*

La investigación incluye invención conceptual, innovación de prácticas y transformación individual, institucional y social para que las intervenciones conduzcan a mejoras en la vida de las personas.

Lo hace creando conocimiento válido, generalizable y confiable. Lo cual equivale a decir que crea nociones y fundamenta intervenciones que serán de utilidad y promoverán bienestar y confianza.

El conocimiento es un bien social en la medida que se aplique y sus resultados sean accesibles con equidad. Saber, en sentido amplio, es participar. Los bienes del conocimiento proceden de su utilización social.

En la historia de la experimentación o estudio con sujetos humanos cabe distinguir entre aquello que se hace "en" y lo que se hace "con" participantes. Es siempre necesario destacar este carácter, pues precisamente en ello radica una dimensión del consentimiento voluntario no siempre explícita. Los participantes no son simples productores de datos. Son partícipes de un diálogo.

La investigación médica enfrenta la decisión de establecer diferencias entre tratante e investigador, no siempre clara cuando estos roles sociales se confunden. Los beneficios son inmediatos y reales para los enfermos, cuando los hay. En la investigación hay que reconocer la impronta del conocimiento generalizable que tiene valor social y puede no beneficiar a los participantes de modo inmediato.

De allí la tradicional distinción entre investigación terapéutica e investigación no terapéutica, atendiendo a los beneficios directos para quienes participan. Muchas intervenciones se evalúan según esta doble perspectiva. Se determina así el balance entre riesgo y beneficio.

Riesgo depende de la *probabilidad* y *gravedad* del daño. Beneficio es aquello que, siendo objeto de necesidad o deseo, se obtiene del estudio. Hay *beneficios directos* si las intervenciones pueden ser terapéuticas para algunos enfermos. También hay *beneficios de inclusión* en un estudio, como mejor atención, pruebas y análisis gratis, prestigio y sensación personal de ser solidario. Sobra decir que los investigadores y los patrocinadores esperan beneficios en términos de *prestigio, dinero o poder*.

Aunque el código de Núremberg establece el consentimiento voluntario como condición para estudios con sujetos humanos y la totalidad de los documentos exige consentimiento informado para la asunción de riesgos por los participantes, la primera obligación de quienes planean, diseñan y ejecutan estudios es *prevenir* explotación o abuso. Ello debe hacerse con independencia de la voluntad de los participantes de asumir costos y riesgos extraordinarios; el balance riesgo/beneficio debe establecerse racional y razonablemente, en conjunto con una instancia independiente, el comité, que vela por determinar si hay conflicto ético, si puede formularse y si es necesario resolverlo.

Aun cuando se prevenga o mitigue riesgos personales, debe considerarse el posible beneficio social, dependiente de la validez científica y la propiedad metodológica del estudio. Cuando documentos como CIOMS y Belmont subrayan que el bienestar de las personas debe prevalecer sobre el beneficio social muestran que el razonamiento clínico-terapéutico-individual no es el mismo que se emplea en el contexto investigativo.

Traspasar principios al ámbito de la investigación, por su validez o prestigio en el trabajo clínico, conduce a problemáticas decisiones. Una es el *malentendido terapéutico*. Otra, considerar *clinical equipoise* para administrar intervenciones.

Se produce el primero por la confusión de papeles sociales; si el terapeuta es al mismo tiempo investigador, su palabra adquiere una valencia *ipso facto* beneficente o benevolente (Appelbaum *et al.*, 2012). El papel social de enfermo supone confianza en que las decisiones se toman para el mejor bien. Esta suposición va implícita en la contractualidad propia de las profesiones de ayuda. Cualquier beneficio adicional que obtenga el profesional, o hasta la promesa de uno, constituye conflicto de interés; en el caso del médico-investigador su deseo de tener éxito científico puede soterradamente influir en presentar el estudio como promisorio o eficaz terapéuticamente.

La noción de *clinical equipoise* se refiere al hecho de que la comunidad de prácticas, en un momento determinado, puede no tener una decisión formada sobre el mejor tratamiento disponible, de lo que deriva una incertidumbre operativa que suele disiparse cuando las opciones se ven limitadas, como en situaciones de escasez, o cuando las intervenciones son más asequibles y por ende prevalecen en la práctica (Panda y Das, 2022). En tales casos juegan un papel importante la experiencia del experto, su acceso al conocimiento avanzado o consideraciones de índole económica.

La no maleficencia es crucial en el trabajo investigativo como principio rector, anterior y superior a la autonomía de las personas. Por ello el momento paternalista de la investigación médica consiste en prever, independientemente de los riesgos que los sujetos deseen asumir, posibles daños, anticipar explotación, asegurar voluntariedad informada y conocer adecuadamente naturaleza y peligros de las intervenciones.

4. Definir qué es Daño

La inclusión en un ensayo clínico puede dañar la imagen de las personas y conducir a estigma y discriminación al perderse la confidencialidad. Estudios antropológicos pueden producir prejuicios hacia grupos o personas. Ser parte de una cohorte para estudiar enfermedades estigmatizantes puede dañar. La difusión de datos puede afectar la privacidad y la confidencialidad, esta relacionada con deberes de discreción para quienes están profesionalmente obligados a guardar silencio.

Más obvios son los daños a la integridad física o mental. Puede haber malestar por ciertos procedimientos, aceptables si la ecuación riesgo/beneficio es favorable (independientemente del deseo del sujeto). Puede haber peligros en usar intervenciones no probadas, especialmente en la fase I de ensayos farmacéuticos, para lo cual es esencial el estudio previo y la fundamentación científica.

Planteamientos en relación con los participantes-enfermos son necesarios. Algunas intervenciones pueden agravar las molestias, reducir la calidad de vida o impedir interacciones con familiares, aunque parezcan adecuadas técnicamente. Ese daño social puede pasar inadvertido y debe entrar a la ecuación costo-beneficio-riesgo-daño. También puede ocurrir que el daño se evalúe por las prohibiciones y privaciones que involucren seguir un protocolo investigativo. En este caso, daño podría ser la privación de bienes y satisfacciones (sacrificios, en suma).

El principio de no dañar es, hoy día, un principio dialógico, pues el daño solamente lo puede valorar quien lo sufre. También debe considerarse el contexto biográfico y cultural, con sus expectativas, limitaciones y horizonte de significados. Además debe ser considerado en conjunto con otros principios. Por ejemplo, veracidad, fidelidad, solidaridad, reciprocidad, vulnerabilidad. Casi todo el lenguaje de los derechos humanos puede traducirse, sin reducirse a él, al lenguaje de no maleficencia.

Las tradiciones religiosas presentan formas de no maleficencia. En el Decálogo hebraico, ocho de sus prescripciones son negativas y solamente dos positivas. En la tradición cristiana hay una interpretación beneficentista de la no maleficencia: "Ama a tu prójimo como a ti mismo", con la parábola del Buen Samaritano, recogida solo en uno de los cuatro evangelios. Y la máxima "No hagas a otros lo que no quisieras que te hicieran a ti", regla de oro del budismo expresada no en términos de beneficencia sino justamente de evitación de dañar. El derecho romano, en la codificación de Ulpiano (228 d.C.) incluye el vivir honesto, el no dañar a otro y el repartir justo como pilares de la ley social, con lo que se cierra la mención de las tradiciones culturales más influyentes.

En la tradición experimental, aunque se destaque el consentimiento, prevenir y prever la explotación y el abuso son formas de no maleficencia, válidas también para poblaciones dependientes o vulnerables, como prisioneros, condenados a muerte, pobres o incapaces. La retórica usual de respeto a la dignidad personal no puede obviar el precepto de asegurar que no habrá explotación. Los riesgos percibidos, aunque parezcan atenuar el daño o inducir una falsa proporcionalidad en relación con los beneficios, no eximen de responsabilidad a investigadores y patrocinadores.

5. No Maleficencia y Salud Pública

El principio de no dañar es también relevante en el espacio público. Las acciones y las palabras de personas influyentes política o socialmente causan efectos, algunos de los cuales pueden ser negativos. Las decisiones de la autoridad siempre encuentran resistencia y la opinión de los expertos, en esta época de redes sociales no censuradas, no siempre llega a destinatarios apropiados. Difundir errores deliberadamente es censurable.

El símil de Rudolf Virchow sigue vigente: la medicina es la política del cuerpo y la política debiera ser la medicina de la sociedad. La medicina es una ciencia social y su potencial de beneficencia debe ser atemperado por el mandato de no dañar y por el respeto a la autonomía y dignidad de las personas.

Capítulo 4

Vejez y envejecimiento. La solidaridad como principio bioético

Introducción

La vida humana es un continuo que se inicia con el nacimiento y termina con la muerte de los individuos. Suele describírsela mediante metáforas y dividirla con fines prácticos en etapas: niñez, adolescencia, madurez, vejez.

Como nunca antes en la historia humana, la contemporaneidad presenta el desafío de un crecimiento explosivo del número de personas con edades avanzadas. Por primera vez, personas muy jóvenes convivirán con personas muy añosas. Las poblaciones envejecidas demandarán distintos tipos de servicios, harán valer sus preferencias políticas y de consumo, precisarán distintas formas de apoyo social. El *proceso de desvalimiento*, que en las sociedades occidentales determina cambios en los papeles sociales y pérdida de poder y ascendiente, prescribe y proscribe comportamientos a sus miembros (Lolas, 2004).

1. Los Desafíos: vulnerabilidad y discriminación

Independientemente de sus causas (reducción de la mortalidad infantil, progresos de la medicina, mejores condiciones de salud pública), la transformación demográfica plantea desafíos inéditos. Aun con las esperanzas depositadas en la medicina genómica y en los avances de los sistemas sanitarios, el hecho ineludible y esencial es que la longevidad humana tiene límites y que el proceso de envejecer es universal. Todas las formas de negación, desde el "juvenilismo" hasta las sedicentes políticas públicas de "protección" no consiguen eliminar la angustia de envejecer que se presenta, no en quienes ya son viejos sino en quienes anticipan la última etapa de la vida como plena de privaciones y decadencias. Los procesos sociales asociados a la pérdida de capacidades, a menoscabos, discapacidades y minusvalías que se asocian a la vejez despiertan inquietud e incertidumbre, como lo demuestra el registro literario y la tradición común. Siempre se observa, no obstante, que "la senectud es ajena". Ni los mismos viejos se sienten viejos. El "yo interior" parece no envejecer nunca, aunque el "yo construido por los otros" (el *self*) sí lo hace, lo que provoca esas curiosas discrepancias entre lo sentido y lo imaginado que constituyen una fuente de desazón para los senescentes (Lolas, 1996a)

Los desafíos consisten en proporcionar una vida de calidad a las personas que envejecen, sin merma de su dignidad y de su autonomía. En el plano individual, esto se traduce por aumentar las capacidades para "aprender a envejecer", proceso que puede llamarse *gerogogía* (Lolas, 1995). En el plano social, el desafío consiste en generar condiciones adecuadas para que las esperables diferencias individuales en los modos y estilos de envejecer sean respetadas. El miedo a la dependencia es mayor que el miedo a morir, y no se aplaca con el paternalismo, que es la beneficencia sin autonomía. Como hemos señalado reiteradamente, la calidad de la vida es siempre subjetiva, tiene múltiples aspectos diversos y complementarios, no puede predicarse de manera uniforme en todos los ámbitos vitales y sus fundamentos cambian durante el ciclo vital. Esto significa que aquello que fundamentaba la autoestima en la juventud no cumple igual papel en la vejez, y que los "satisfactores" y circunstancias generadoras de placer, aunque superficialmente sean semejantes, difieren en su valencia subjetiva y en su impacto real. Como señala Cicerón en *De senectute*, la Naturaleza, que es sabia, no solamente nos quita placeres; también nos priva del deseo de tenerlos. Esta afirmación, intuitivamente correcta, no puede universalizarse, especialmente porque el "efecto demostración" de una sociedad volcada a lo juvenil como factor de felicidad puede trastornar el fundamento del autoaprecio y obligar a comportamientos forzados sin autenticidad en quienes envejecen (Lolas, 2006).

Considerar factores individuales y comunitarios supone examinar críticamente mitos como el de la familia extendida que se supone caracteriza a algunas sociedades, o el de la reciprocidad generacional que implicaría retribuir a los ancianos lo que han hecho por sus descendientes. La diferencia de género en las conductas altruistas lleva a esperar una "ética del cuidado" más acentuada en las mujeres, pero ello debe ser considerado también en el contexto de cambios esperables en los papeles sociales debidos a la clase social, grupos de pertenencia, universos creenciales y circunstancias individuales.

Los aspectos contextuales que han de tenerse en cuenta al reflexionar sobre los desafíos, aun cuando sean muy numerosos, pueden condensarse en dos: el grupo de las personas que envejecen experimenta una mayor vulnerabilidad y está sometido a diversas formas de discriminación. Independientemente de lo que se logre en el plano personal, estos factores sociales deben ser considerados al reflexionar sobre las metas de una política pública humana y digna.

Se trata, por tanto, de brindar a las personas la confianza en que serán atendidas sus necesidades de manera digna, que les serán brindados recursos que puedan administrar por sí mismas y que, con la incertidumbre que es propia de la vida, serán respetadas sus preferencias y diferencias.

2. Solidaridad: un concepto bioético

Más allá de la clásica enumeración de los principios de autonomía, beneficencia, no maleficencia y justicia, canónicos ya en la literatura bioética, explorar el concepto de solidaridad puede brindar una base más sustantiva a los desarrollos legislativos e institucionales requeridos para abordar los desafíos (Lolas, 2008a). El concepto tiene una larga utilización pero una breve historia de empleo consecuente y precisamente en el ámbito de la salud pública ha llegado a adquirir prominencia. Nuestro objetivo es brindar sugerencias para su empleo en el diseño de políticas públicas relativas a la ancianidad (Lolas, 2001)

Existen varias derivaciones posibles de la idea y la palabra. Por de pronto, en el derecho romano el concepto de *in solidum* significaba una comunidad en la relación contractual, presuponiendo una sociedad en la cual los agentes individuales son autónomos para contraer obligaciones. Como concepto jurídico encontró lugar en el código napoleónico de 1804 y durante la Revolución Francesa su significado se extendió al ámbito político, especialmente bajo la forma de *fraternidad*, destacando los lazos que unirían a los revolucionarios auténticos. Otros autores del siglo XIX destacaron las nociones de afinidad, semejanza o común destino como esenciales para afirmar el concepto (Prainsack y Buyx, 2011).

Debe distinguirse la solidaridad como hecho empírico comprobable de la solidaridad como prescripción de comportamiento. Cabe destacar la contribución de Emile Durkheim, quien distinguía entre solidaridad "mecánica", derivada de una similitud de orígenes, pertenencia a un grupo definido, familia o semejantes expectativas, y una solidaridad "orgánica" que nace con la división del trabajo y refleja la interdependencia en que se encuentran los individuos en sus afanes. Por ende, a la igualdad o similitud como fundamento, en el segundo sentido se agrega la complementariedad, que hace de lo solidario un basamento de la sociedad diferenciada en grupos por la división del trabajo. No están ajenos a esta distinción los clásicos conceptos de *Gemeinschaft* (la sociedad cara a cara, unida por lazos de afecto) y de *Gesellschaft* (la sociedad racionalmente constituida sobre el fundamento de la función social). En la tradición marxista-leninista la conciencia de compartir un destino común, de clase, puede leerse como un fundamento del comportamiento solidario esperable de sus miembros (Prainsack y Buyx, 2011).

En la tradición cristiana la noción de solidaridad encuentra sus orígenes en la fraternidad producida por la creencia común y por el hecho de que el Evangelio proclama el valor y la dignidad de todo ser humano y le hace, por ende, copartícipe del destino de toda la humanidad. Es conveniente, a fin de despejar confusiones, distinguir esta fraternidad-solidaridad del cristiano de la *caridad* frente al necesitado. Obsérvese que entre ambos conceptos la línea divisoria está trazada por la noción de igualdad. La caridad es concebible en una asimetría entre quien tiene y da y quien carece y recibe. De igual modo, a fin de depurar aún más el concepto y hacerlo útil para nuestra discusión, conviene reflexionar sobre sus vinculaciones con el *altruismo*. El comportamiento altruista tiene raigambre biológica y, en el fondo, se es buen egoísta cuando se es altruista si se considera que la supervivencia del individuo depende de la supervivencia del grupo. Al ser este la unidad actuante en el proceso evolutivo, tiene cierta coherencia ligar el beneficio propio al beneficio del conjunto. Lo cual no obsta para que, traspasada esta reflexión al plano humano, se observe que los más serios dilemas éticos suelen tener su origen en la preeminencia del individuo versus los intereses del conjunto. La salud pública y la economía internacional (poniendo a las naciones en el papel de individuos) son ejemplos que no precisan desarrollo.

Tomar las sociedades como puntos primarios de referencia suele asociarse con la idea del bien común, frecuentemente invocada en los discursos político y económico, con grados variables de consistencia. La mayor dificultad estriba en quien define qué es el bien común y qué valores o virtudes se necesitan para su consecución y perpetuación. Los universales de la práctica que llamamos virtudes, encarnando atributos de la acción que concebimos como valores, suelen no producir unanimidades y, de hecho, habitamos "comunidades de extraños morales" (y también de extraños "epistémicos", pues no sabemos todos lo mismo). En ellas, cada grupo definible posee sus propias definiciones del bien vivir y de lo que merece esfuerzo. La religión, relegada ya al plano de lo privado, no brinda las certidumbres necesarias para arribar a acuerdos. De allí pudiera distinguirse entre una solidaridad comunitaria, prácticas sociales existentes, y una solidaridad constituida por intereses aceptados en forma deliberada y consciente. Esta distinción es semejante a la ya mencionada entre solidaridad mecánica y orgánica.

La bioética es el uso del diálogo para arribar a certidumbres morales que permitan la convivencia en el seno de una cultura determinada. Enriquecer el diálogo con la noción de solidaridad puede ofrecer perspectivas razonables para fundamentar algunas soluciones a los desafíos que plantea el envejecimiento humano, como proceso biográfico y biológico, y la vejez, como etapa vital basada en atributos comunes a un grupo de individuos (Lolas y Drumond, 2007)

3. Solidaridad, envejecimiento, vejez

En el año 1995 se estableció en la Vicerrectoría de Asuntos Académicos y Estudiantiles de la Universidad de Chile un Programa Interdisciplinario que tuvo a la vejez y el envejecimiento como núcleos de acción y reflexión. Participaron en él especialistas de diversas disciplinas y personas con distintas concepciones políticas y religiosas. De allí partió la contribución que se hizo a los estudios gubernamentales que luego constituirían una comisión presidencial para temas del adulto mayor y, finalmente, el Servicio Nacional del Adulto Mayor.

Aparte la relevancia académica, que se concretó en aportaciones a los programas de especialización en geriatría y en reuniones que con apoyo de organismos internacionales examinaron dimensiones demográficas, sociales, éticas y biológicas del proceso de envejecer, el fundamento último puede ser releído hoy como un ejercicio en solidaridad. Un programa que ilustra bien esta orientación fue el de alfabetización de adultos mayores. Muchas personas nunca habían aprendido a leer y otras lo habían olvidado (Lolas, 1996a). El programa, apoyado por el entonces Instituto Nacional de Previsión (INP), recuperó laboralmente a profesores jubilados, quienes prepararon monitores, los cuales, en todo el país, enseñaron a leer a ancianos y ancianas. Se preparó un manual que condensa la orientación y las prácticas más efectivas para tal cometido. Mirado retrospectivamente, este fue un ejercicio en solidaridad desde la academia. Aquellas personas que se beneficiaron del programa habían perdido, o nunca tuvieron, posibilidad de actuar como ciudadanos y ciudadanas. Era una sumatoria de inequidades ser mujer, vivir en un medio rural y padecer de analfabetismo. Al remover una de las causas de inequidad y discriminación y –como dijo una participante- "hacer hablar a las letras", se les permitía acceder a un plano distinto de compartición de beneficios sociales. Empezando por saber cuáles podrían ser tales beneficios y demandarlos como derechos.

Es importante sugerir aquí las posibles aplicaciones del concepto de solidaridad, en sus diversas facetas, al problema planteado en nuestra sociedad por el envejecimiento y la vejez.

Por de pronto, podemos aceptar –al menos con un criterio estadístico– que los años cronológicos de una persona permiten segregar grupos: los mayores de sesenta, los mayores de setenta, etc. Bien sabemos que estas divisiones son artefactos y que los años cronológicos no necesariamente reflejan las realidades biográficas. Hay personas que ya son maduras y han hecho una vida creativa a los veinte y personas que a los ochenta nunca fueron miembros útiles para su comunidad. Sin dejarnos deslumbrar por la metáfora de las "etapas" o "edades" (a veces ampliada a las "tareas" y las "obligaciones" de cada una), algún factor diferenciador práctico introduce la edad. Este factor no es simple y debe tomarse solamente como orientación porque, como indicamos reiteradamente, no hay edad de la vida en que las diferencias entre las personas sean más marcadas e inutilicen tanto el criterio grupal como la vejez. Recuérdese lo que escribe Jonathan Swift sobre aquel país que visita Gulliver, donde la gente no muere, solo envejece: los buenos se hacen mejores, los malos, peores. Tómese en consideración que incluso instrumentos psicométricos diseñados para medir rasgos estables de personalidad son sensibles al cambio etario.

Sin embargo, para los fines de formular políticas públicas, podemos aceptar la noción de que los ancianos y ancianas (mayores de cualquier edad que autorice a hablar de "tercera" o "cuarta" edad) son un grupo. Un grupo que, social y económicamente, aparece como vulnerable y discriminado. ¿Se aplicaría aquí la solidaridad mecánica o la solidaridad orgánica según Durkheim? La primera deriva de pertenecer "naturalmente" a familia, clase, oficio. La segunda, de la complementariedad del aporte de los grupos a los fines sociales. Confiamos que la familia, los compañeros de trabajo, los que profesan una misma fe, aplicarían una solidaridad mecánica y así subvendrían a las necesidades de apoyo y sostén de sus miembros. Pero la experiencia demuestra que, aun cuando eso ocurre en un porcentaje de casos, no es suficiente. Al hacer obligatoria la solidaridad mecánica mediante leyes se obtiene curiosos resultados y no siempre los más apropiados para el bienestar de los viejos. Esas leyes no pueden dictar la forma cómo debe ejercerse la solidaridad. Para algunos puede bastar con dejar a los viejos de la familia bajo cuidados expertos, para otros pagar por su manutención u obligar a mujeres solteronas a cuidarles.

La segunda aplicación del concepto, más general en sus alcances, es considerar que el grupo de los viejos y las viejas (fuera de todo eufemismo) puede entrar en relaciones de complementariedad (o, incluso, de reciprocidad) con otros grupos humanos. Esta solidaridad viene prescrita, como observábamos, por la división del trabajo, pero podemos concebirla como la división de las aportaciones socialmente valiosas que hacen los distintos grupos y estamentos. Entendido así el asunto, la pregunta es ¿en qué y cómo contribuyen los senescentes, en tanto grupo humano, al cuerpo social? La legislación podría recoger este matiz y hacerlo consciente para todos. Pero acontece que el aporte posible es justamente lo que está en entredicho. Hasta la forma de hablar lo anula: el "sector pasivo", se dice, no está en el proceso productivo directamente. La seguridad social debe hacerse cargo de él, recurriendo al Estado o al mercado. El cambio histórico operado en las concepciones sobre el bienestar social es lo que hace difícil prescribir una solidaridad orgánica. Antes los viejos eran los depositarios de los valiosos bienes de la memoria colectiva; reemplazaban a los libros y evitaban experimentaciones inútiles a los jóvenes. El ciudadano corriente de hoy no recurriría a los viejos de su entorno para saber algo (para eso tiene Google), solamente para extrañarse de cómo vivía esa pobre gente antes de que existieran los teléfonos celulares o los computadores y todavía se usaban los sellos postales para transmitir mensajes.

Pareciera que ambos aspectos de la solidaridad, aplicados al grupo etario "tercera edad", encuentran dificultades para su aplicación general. Pareciera que distinguir como grupo a los viejos y viejas (de nuevo, eufemismos aparte) no sería buena estrategia, pues en todo caso se llega a imponer la solidaridad. Y las virtudes, como los principios morales "de máximos", no se pueden forzar. Nadie puede ser forzado a ser bueno o a hacer el bien. Pero sí puede ser obligado a respetar a los demás y a no dañarlos. Esta ética de mínimos puede también refrasearse en relación con la solidaridad. Así como todo buen egoísta es altruista y se preocupa del grupo cuando descubre que no hay un "yo" viable sin un "nosotros" sólido, la solidaridad para los que envejecen podría basarse en que al fin de cuentas comparten nuestro común destino. Esta forma de concebir el asunto podría llevarnos a la noción de reciprocidad ("*do ut des*"), que hemos explorado también en relación con el tema del envejecimiento. Si no salvo mi "circunstancia vital" (en la que incluyo a los ancianos) no podré salvarme yo. Esta perspectiva es abstracta y difícilmente podría convencerse a la gente de trabajar por ancianos y ancianas que no conoce, por más parte de su ecosistema que se le diga que son.

Una vertiente digna de exploración es la solidaridad en su raigambre cristiana. No se trata, decimos, de ejercer la caridad, que siempre implica una relación asimétrica (doy yo porque tengo, recibes tú porque necesitas). Una solidaridad en la dignidad de ser humano es lo que procede. Compartimos un común destino, compartimos una vocación salvífica que nos abarca como personas y creaturas de Dios. La debilidad del argumento reside en que no todos los miembros de una sociedad son cristianos o tienen por buena la Palabra de Dios. Incluso los que creen en ella descreen que les obligue a amar al prójimo, más si este prójimo es viejo, pobre, necesitado y demandante.

4. Algunos corolarios

Al realizar el ejercicio de reflexionar sobre la solidaridad como fundamento de soluciones a los desafíos que plantean el envejecimiento y la vejez, aparece una dimensión que amplía el tradicional discurso bioético principialista basado en el "mantra de Georgetown" de autonomía, beneficencia, no maleficencia y justicia. Es posible argumentar que la solidaridad ofrece matices y perspectivas más profundas, o al menos diferentes, que el concepto de justicia distributiva, o equidad, usualmente empleado en discusiones de salud pública (Lolas, 2008b). Hemos limitado este análisis preliminar a los senescentes como receptores de solidaridad, pero obviamente existe para ellos, como grupo, también la opción de ejercerla. Una acción moralmente apropiada puede, por ejemplo, consistir en la renunciación a beneficios o favores en pro de la salud del conjunto. Se trata ciertamente de una posibilidad teórica compleja, que más de algún autor ha elaborado a riesgo de ser tildado de totalitario. Exigir renunciación y sacrificio a los viejos, como parece indicarlo alguna tradición recogida por la etnografía de pueblos que valoran menos la individualidad, no puede imponerse, como no puede imponerse la solidaridad de los jóvenes hacia los viejos. Al examinar distintos conceptos relevantes para promover buena vida en la vejez, hemos observado que ni el concepto de necesidad ni el de reciprocidad contractual son satisfactorios, y puede anticiparse que no movilizarán las conciencias ni la imaginación moral.

Sin perder de vista los fines –esto es, responder a los desafíos de la vulnerabilidad y la discriminación–, parece relevante continuar profundizando sobre la noción de solidaridad como un principio de vieja raigambre que podría complementar el tratamiento habitual de los derechos de las personas, la dignidad de la vida y el carácter inalienablemente humano de ser persona en una sociedad.

CAPÍTULO 5

Conflictos de interés, sesgo y ética. Mirada antropológica

Introducción

El *sistema social* de la investigación científica está compuesto por personas, instituciones, prácticas y relaciones. Entre las personas cabe señalar los investigadores, los patrocinadores, los sujetos que se benefician de la investigación, los estudiantes que se perfeccionan en las ciencias y las disciplinas, y el público en general. Las instituciones pueden ser públicas o privadas. Las prácticas son todas aquellas actividades que directa o indirectamente configuran el sistema social.

Es interesante destacar, desde un punto de vista antropológico, la relación entre estos distintos componentes, las formas en que pueden armonizarse sus orientaciones y propósitos y los resultados, funcionales o disfuncionales, de estas complejas relaciones.

En este capítulo estudiaremos la influencia de los llamados conflictos de interés, que pueden afectar a personas e instituciones. Con fines analíticos, nos concentraremos solo en los conflictos personales. Se trata de un típico problema de relaciones: entre fines y medios, entre medios y medios, entre personas e intereses.

Se define el conflicto de interés (o existencia de intereses contrapuestos o en competencia) como una situación en la cual un interés secundario (dinero, prestigio, cuidado de la familia, ascenso social, política, religión) prevalece sobre el primario (conocimiento, servicio, docencia, investigación, promoción de la salud, bienestar de los sujetos o pacientes) comprometiendo la conducta moral en la realización del proyecto o atención de salud (Thompson, 1993).

En los últimos años ha habido mucho interés y discusión sobre transparentar conflictos de interés para evitar sesgos en investigación y en la aplicación de tratamientos en salud. Constituye un desafío promover un sistema, teniendo en cuenta bases antropológicas del comportamiento humano, en que no haya sesgo y la ciencia y la salud se practiquen en forma ética.

Los conflictos de interés son ubicuos. Debido a que las personas tienen diversos roles e intereses, es imposible que no haya conflictos de interés. Su presencia no necesariamente significa que la persona está cometiendo una falta, sino que describe la circunstancia de que el actuar humano es movido por varios intereses al mismo tiempo y existe una cuestión moral detrás de las decisiones de qué interés se elige, juzgado desde la persona y desde lo social.

1. Dificultades con el concepto de conflicto de interés

Según el Diccionario de la Real Academia Española, *interés* se define como el valor de algo, la inclinación del ánimo hacia un objeto, una persona o la conveniencia o beneficio en el orden moral o material. Se puede considerar que los intereses mueven a un determinado fin. Son muchos los intereses a los que puede estar sujeta una persona o un grupo de personas, como poder, salud, placer, financiero, fama, posición social, conocimiento, religión, política y muchos otros. La palabra *conflicto* se refiere a la existencia de tendencias contradictorias en la persona. El que distintos intereses entren en conflicto depende de consideraciones éticas personales y de compromisos sociales. Además, una persona puede tener diferentes expectativas públicas o profesionales y diferentes normas de lo que constituye comportamiento ético. Un médico por ejemplo, puede deber lealtad a la institución donde trabaja, al sistema de salud, a una empresa, al patrocinador que financia una investigación, a su familia. Es crucial reconocer qué papel se ocupa y comprometerse con las normas éticas propias del rol. A veces puede que se requiera reflexión para identificar cuál es el principal rol profesional que está por encima de los demás. Por ejemplo, para un profesor es educar a los estudiantes, para un médico es el bienestar del paciente, para un investigador es generar y diseminar información válida y confiable que otros puedan aprovechar, para un miembro de comité de ética de investigación es evaluar un protocolo de investigación en forma independiente.

La presencia de intereses secundarios no necesariamente refleja algo que deba evitarse, por ejemplo tener actividad política, preocuparse por la familia o ejercer voluntariado en la comunidad. El conflicto ocurre cuando un interés secundario afecta el juicio sobre el interés primario. Cuando está claro el compromiso con la obligación primaria, el conflicto es manejable. Dejarse llevar por el interés secundario constituiría una traición al compromiso de lealtad con el interés primario. Si la persona fuera honesta no debería haber conflicto de interés. Un área ambigua, por ejemplo, la constituye aceptar regalos de farmacéuticas y como compromiso de reciprocidad recetar fármacos de esa empresa; al médico le puede ser difícil no aceptar regalos si cree no estar afectando la salud del paciente. Por otro lado, desde fuera la sociedad puede percibir que un interés secundario podría afectar la integridad del juicio y por lo tanto se necesita prevenir, prohibir o remediar. No es posible desde fuera saber con certeza qué consideraciones influyen el juicio de una persona. El interés social de prevenir, prohibir o remediar para preservar la confiabilidad de la ciencia puede entrar en conflicto con el interés y la libertad individual de ejercer diversos roles. Desde la bioética existe un conflicto entre el principio de autonomía y el de beneficencia o el de justicia al preferir un interés individual al bien social. Los conflictos de interés de tipo financiero son los que por lo general producen mayor problema. Para un investigador, una excesiva remuneración, la promesa de un nuevo empleo o el poseer intereses financieros de patente o acciones en la empresa que financia la investigación, constituyen una tentación que fácilmente influye en el juicio de la mayoría de las personas. Los conflictos de interés de tipo financiero han aumentado considerablemente en los últimos años debido a la comercialización de los resultados de investigación y a la financiación por empresas privadas afectando también a las decisiones que toman los médicos a la hora de recetar y a las políticas públicas de implementación en salud. Solo el discernimiento (la *Urteilskraft* de Kant) puede proporcionar alguna guía y sobre todo anticipar, en una suerte de ética proactiva, los potenciales conflictos.

2. Influencia de los conflictos de interés

Los conflictos de interés pueden llevar a sesgos. Los sesgos afectan el estado mental de las personas pudiendo causar el desconsiderar datos importantes o no tener en cuenta observaciones críticas debido a que su objetividad disminuye de manera subconsciente (Kafaee *et al.*, 2022). Del sesgo inconsciente se puede pasar al planificado, llegándose a realizar manipulaciones en la labor que se ejerce.

Cada vez son mayores las relaciones financieras entre la industria, investigadores, médicos e instituciones académicas que pueden originar conflictos de interés influyendo en cómo se reporta la investigación biomédica y cómo se comercializan los productos. Se ha encontrado que existe asociación estadísticamente significativa entre la financiación y las conclusiones que favorecen a determinadas empresas electrónicas o farmacéuticas (Bekelman *et al.*, 2003; Wise *et al.*, 2021).

El no prevenir los conflictos de interés en investigación puede dañar la integridad científica afectando la validez de los resultados, pudiendo conllevar daño a los participantes por no poner en primer lugar la protección de los sujetos. Puede afectar las decisiones en salud pública y deteriorar la percepción general sobre la ciencia por la sospecha de que se sirve a intereses comerciales o personales más que al avance del conocimiento científico. Un ejemplo es lo que ha ocurrido con la industria del tabaco y estudios científicos con decisiones que favorecen su posición comercial; por ejemplo, concluir que la exposición de no fumadores por cercanía a fumadores no afecta a la salud la dieron solamente los revisores asociados a la industria del tabaco (Barnes y Bero, 1998) o más recientemente, que no existen daños asociados al uso de cigarrillos electrónicos (Pisinger *et al.*, 2019).

Las guías clínicas e informes de comités de expertos pueden también ser afectados por conflictos de interés financiero al favorecer recomendaciones de ciertos fármacos y dispositivos médicos (Nejstgaard *et al.*, 2020).

La relación médico-paciente puede quedar sesgada al ser influenciado el médico sobre los medicamentos que prescribe en detrimento del paciente, que muchas veces termina pagando medicamentos más caros, sea directamente o por medio de los impuestos. Las empresas farmacéuticas tienen considerable interés e invierten en influir los patrones de prescripción médica mediante regalos o la participación en conferencias y eventos educacionales (Tobin, 2018). El recibir regalos produce la obligación de reciprocidad, si tú me ayudas yo también lo hago (Sah y Fugh-Berman, 2013).

3. Factores a tener en cuenta al considerar Conflictos de Interés

La relevancia de un conflicto de interés depende de varios factores: la intensidad del conflicto en cuanto a la magnitud involucrada o el poder otorgado (por ejemplo grandes cantidades de dinero o la perspectiva de mejorar la posición social que influyan en las decisiones); la falta de transparencia puede crear rechazo y desconfianza, ya que cuando algo se oculta se piensa que hay intención de manipular; el tener diversos compromisos crea dificultad sobre a quién responder primero. Cuando las personas deben lealtad a varias instituciones puede no estar claro quién debe ser el socio primario a que se debe lealtad por encima de los demás, por ejemplo un científico que debe lealtad tanto a la Universidad por la que está contratado como a la empresa que le da beneficios. Además la lealtad también depende de la responsabilidad social; un científico, por ejemplo, puede no tener claro a quién debe tener lealtad primero, si al grupo social que va a beneficiarse, a la comunidad científica o a los que realizan políticas públicas.

En investigación, la existencia de conflictos de interés genera desconfianza ya que puede conducir a un sesgo que amenace la integridad de la investigación; esto puede afectar el proceso de decisión en políticas sanitarias, incidir en la calidad de las prestaciones en salud y progreso social; sin embargo, todavía falta transparencia para revelar conflictos de interés y estos son descritos en forma inconsistente.

Además hay que señalar que la posibilidad de sesgo es inherente al proceso de investigación. El científico al proponer una hipótesis y tratar de validarla tiene en su mente la expectativa de haber acertado, lo que en sí constituye un sesgo, aunque no un conflicto.

Al tomar decisiones puede existir conflicto entre preferir la opinión de alguien que no tenga conflicto de interés pero con menor experiencia y, por tanto, en detrimento de la calidad científica que podría ofrecer un experto con conflicto.

En salud la existencia de conflictos de interés afecta a la confianza de la sociedad en la profesión médica por creerse que sirve más a intereses comerciales que a la mejora de la salud humana.

4. Conducta frente a los Conflictos de Interés

Debe considerarse que los conflictos de interés son en buena medida inevitables. Lo importante es impedir que causen distorsiones en el comportamiento de los científicos, en quienes se benefician de la ciencia, en el desarrollo de guías clínicas, en una relación médico-paciente que beneficie realmente a las personas enfermas y en la producción de políticas públicas que promuevan verdaderamente el bien social. En tal sentido, sin duda la mejor conducta es la transparencia total. Incluso situaciones que en un determinado momento no constituyen problema pueden, en diferentes circunstancias, causar daños a la credibilidad del sistema social de la ciencia y la confianza en la profesión médica.

De todas las motivaciones que pueden generarse y que conducen a conflicto sin duda las más lesivas a la confianza y la credibilidad son las que se desconocen. De allí que la educación y la práctica deban orientarse en primer lugar a hacerlas manifiestas y conscientes.

Para evitar que los sesgos afecten el juicio en investigación con fármacos se usa el doble ciego de manera que ni el investigador ni el sujeto saben con qué está siendo tratado el sujeto, si el fármaco en investigación o el comparador. También se aconseja aislar a las personas que tengan conflictos de interés en acciones que sean susceptibles de sesgo o realizar una supervisión sobre ellos.

5. Conclusiones

En el tema de la influencia de los conflictos de interés en limitar el juicio es muy importante la honestidad personal.

Es necesario educar a investigadores y médicos en el sentido de la responsabilidad social, que debe estar por encima de intereses individuales.

La existencia de conflictos de interés influye en la calidad de la investigación y de asistencia en salud por lo que es de importancia hacerlos evidentes.

Como medida preventiva es importante la transparencia en revelar la presencia de conflicto y especificar el rol primario que debe protegerse en cada actividad específica, así como efectuar supervisión. En la medida de lo posible, enseñar y practicar la transparencia es una de las conductas más razonables.

Es importante disminuir los conflictos de interés financieros con una mayor interrelación entre lo público y lo privado, considerando que estos son solo una de las formas que el conflicto de interés puede revertir. También ha de evitarse el uso de incentivos indebidos, ya que estos han mostrado que afectan a la toma de decisiones.

Capitulo 6

Naturaleza y humanidad: desafíos de la ecobioética

Introducción

Los dos polos en que se desenvuelve la deliberación bioética son los seres humanos y la naturaleza. Entendiendo por esta, obviamente, la naturaleza inanimada, los seres vivos no humanos que la habitan y la naturaleza artificial creada por influencia humana.

La mayor parte de la reflexión filosófica, cuando de asuntos prácticos se trata, es antropocéntrica. Para Kant el ser humano racional es la culminación perfecta del designio divino. Y gran parte de los conceptos habituales en el lenguaje sobre derechos y deberes, tales como dignidad y respeto, suele aludir a individuos humanos. No existe una teoría de los deberes que sea aplicable a la naturaleza, que se representa como ciega, sorda, inerte, sin designio.

En los tiempos actuales el viejo terror a la aniquilación nuclear cede ante los temores por la intrusión de la técnica en la vida humana y apocalípticas visiones de un mundo depredado que experimentará un cambio climático letal; la reflexión ética se concentra en esos dos polos del análisis, sujeto y naturaleza Se trata de estudiar los fines, los propósitos y los medios de las acciones humanas, las únicas susceptibles de sanción moral. Pues si bien la naturaleza puede ser tildada de cruel o malvada, nadie de mentalidad occidental le atribuiría propósitos o finalidades. La voluntad de los dioses de la selva, aplacar las iras de las nubes o satisfacer deidades animales no se cuenta entre las preocupaciones manifiestas de las multitudes en los países europeos o en la América europeizada. Al menos no de manera evidente, pues siempre persisten formas de pensamiento mítico y animismos inconscientes.

En la conciencia occidental la noción de individuo sufre numerosos avatares hasta su culminación en la Ilustración. Bajo las nociones de *Enlightenment* y *Aufklärung*, por solo citar dos lenguas cultas (además de la española), la construcción del sujeto moderno se asocia a la luminosidad de la razón, que imita la omnipotencia y omnipresencia de Dios o la representa entre los mortales. La relación entre la luz, el entendimiento y la bondad está tan hondamente arraigada, que el Sol ha sido objeto de veneración y la luz se vincula al bien. Y el bien, cuando se crea la idea de razón, consiste en obrar de acuerdo con sus dictados.

La razón reside en individuos. Los conjuntos de individuos solamente por extensión y metafóricamente poseen razón o imperativo histórico que explicarían las misiones que algunos pueblos se atribuyeron y atribuyen. Habitualmente estos pueblos "descubren" sus "misiones" gracias a iluminados profetas o líderes carismáticos que corporizan sus aspiraciones inconscientes. A estos "héroes" dedica Thomas Carlyle (1907) un estudio que destaca la importancia de las individualidades en la historia.

1. Ética Ecológica

Para una ética ecológica es importante destacar que el hecho moral siempre reside en individuos humanos. Cuando se habla de proteger el ambiente en realidad se piensa en proteger a los seres humanos. El pensamiento utilitarista de Potter, que pedía respetar la biosfera para garantizar la supervivencia de la especie humana y la "compasión" de Jahr, que pedía solidaridad con todo lo vivo, rescatan un núcleo de preocupaciones que se hicieron necesarias cuando la profunda ligazón de ser humano y mundo se fracturó y se constituyeron individuos, más como límite y resistencia que como receptáculo y expresión de todo lo vivo. Hasta la conciencia, según propone Julian Jaynes (2009) en su clásico libro sobre su origen, podría explicarse como una fractura de la mentalidad antigua, señalada hasta la Edad Media por misteriosas correspondencias y "signaturas" que revelaban que el ser humano está "sujeto" a la Naturaleza. El sujeto moderno es, contrariamente, su opuesto; domina a la Naturaleza y hace de ella su hogar a través de la técnica y el lenguaje (la más excelsa de las técnicas sociales).

La "dimensión humana del ambiente" está presente en los trabajos sobre eco-bioética, que se tiene presente hablando de determinantes sociales o biológicos, comparando usos y prácticas en distintos grupos humanos o analizando las leyes, esas expresiones de voluntad colectiva que mandan, prohíben o permiten.

Sigue siendo el tema: cómo determinar *fines* "buenos" y "razonables" y cómo lograr armonizarlos con *medios* "buenos" y "razonables". La relación entre fines universales, propósitos concretos y medios adecuados es la tarea de todo esfuerzo normativo y el acicate para toda reflexión. La razón no solamente debe proponer fines, también debe proveer medios. Y no todos los fines, y por cierto no todos los medios, satisfacen los deseos de bienestar humano en distintos periodos históricos. Las culturas son conjuntos de fines implícitos; se heredan con la leche del biberón y se modulan por la creatividad de sus miembros y las situaciones que enfrentan.

2. Fritz Jahr "Imperativo Bioético" Complementario de Imperativo Categórico de Kant (1927)

Fritz Jahr, teólogo protestante, creó el término bioética ampliando el imperativo categórico de Kant de carácter antropocéntrico. Kant propone que la máxima o regla que preside las acciones propias debiera ser universalizable para ser moralmente aceptable y, en este principio, Jahr propone incluir a todos los seres vivos. Parte del escaso impacto que tuvo la obra pionera de Fritz Jahr, con su invención del término "bioética" y su ingeniosa formulación del "imperativo bioético", puede atribuirse a que, aun siendo sensatos sus asertos, provenían de un contexto religioso (Sass, 2007). Leyéndole se tiene la impresión de un discurso pontifical y magisterial. Denuncia y advierte mas no dice qué pretende. O, si algo pretende, es un orden trascendente que no apela a experiencias inmediatas.

3. Potter y la supervivencia biosférica

No menos abstracta fue la admonición potteriana. Salvar la especie rescatando el medioambiente es demasiado general. Nunca hay una ética del ambiente que no deba traducirse a ética interpersonal para ser eficaz. La gente puede amar las plantas y los animales pero no siente solidaridad ni reciprocidad. Estos son afectos que se despiertan, cuando se despiertan, frente a otros seres humanos. A Potter le preocupaba la falta de relación entre la cultura humanística y la científica y la supervivencia de la humanidad ante las alteraciones del medioambiente. En sus aportes (1988) considera que "la especie humana es responsable de la preservación del medioambiente natural y de mantener a la población humana dentro de los límites de la capacidad de carga del planeta Tierra". A fines del siglo XX se vislumbraban los efectos negativos de las acciones del ser humano como pérdida de biodiversidad y crisis cultural (Wilches Florez, 2011). Hoy día encontramos numerosos problemas que afectan al medioambiente y la humanidad, como la superpoblación, disminución de la calidad de vida y crisis de valores, calentamiento global, disminución de la capa de ozono, la pérdida de especies vivientes, escasez de agua potable, desertificación de suelos cultivables, o la manipulación tecnológica del ser vivo.

4. Postulaciones de la bioética medioambiental o ecobioética actual

La bioética medioambiental analiza los problemas éticos relacionados con el medioambiente proporcionando justificación ética y moral para su protección. Reacciona contra la visión antropocéntrica de considerar a la naturaleza de modo instrumental, a disposición del ser humano para servir intereses humanos y económicos predominantes (Taylor, 1994). El objetivo central de la bioética medioambiental es evaluar y orientar la conducta humana hacia un equilibrio armónico con el medioambiente. Respeta la vida de todo ser vivo y la naturaleza en su conjunto. Postula las siguientes propuestas desde una visión ecocéntrica en que el ser humano es un miembro más en las comunidades bióticas y abióticas de la naturaleza (Vargas, 2020):

1. La protección de la vida, en cualquiera de sus manifestaciones, es criterio base para interpretar la relación del ser humano con el ecosistema.
2. No se trata de simples fórmulas de comportamiento individual. Hay que llegar a la sociedad, la cultura y las acciones humanas en todo contexto.

3. La preocupación se extiende a generaciones futuras. Es injusto para ellas la destrucción de ambientes naturales ya que tienen igual derecho a disfrutar de los bienes de la naturaleza.
4. Conservar un ambiente óptimo controlando la concentración de seres humanos en un determinado territorio, evitando la sobrepoblación mediante métodos probados y aceptados por la comunidad.
5. Integrar los conocimientos de la biología con los sistemas valóricos humanos, de modo que se acepten y apropien los valores intrínsecos de la naturaleza.
6. Incorporar la visión tradicionalmente feminista del cuidado en las relaciones del ser humano con la naturaleza.
7. Establecer una relación controlada entre cuerpos sanos y ecosistemas saludables, como principio de la salud pública.
8. Tomar las decisiones sobre asuntos ambientales en conjunto, entre los administradores públicos y los particulares.
9. Establecer compromisos sociales para que las comunidades hagan conservación programada y de largo plazo de áreas silvestres, áreas protegidas, las que nunca han sido tocadas por el hombre, o las que se reconstruyan para beneficio del planeta.
10. No extraer de la naturaleza recursos de forma excesiva e indiscriminada.
11. Ampliar la moral humana para incluir a los animales, las plantas y el territorio, con los cuales debe existir un diálogo permanente y relaciones respetuosas. Las criaturas no humanas tienen derecho a vivir en sus ambientes naturales y su extinción puede conllevar desequilibrio ecológico.

5. Bioética medioambiental y tecnología

El ser humano es "tecnológico". La visión ambiental no debe implicar "guerra" contra la tecnología, sino lucha contra algunas orientaciones y aplicaciones. Para Han Jonas (1995) el ser humano por su poder tecnológico puede privar a las futuras generaciones de un medioambiente y una biodiversidad apropiada para el desarrollo de una vida auténticamente humana y alterar profundamente la naturaleza poniendo en peligro la vida sobre el planeta. La vulnerabilidad de la naturaleza sometida a la intervención tecnológica muestra una situación inusitada; nada menos que toda la biosfera está expuesta a alteraciones, lo cual hace imprescindible considerar que no solo debe anhelarse el bien común humano sino también el de toda la naturaleza. "Ante un potencial casi escatológico de nuestra tecnología, la ignorancia sobre las últimas consecuencias será, por sí sola, razón suficiente para una moderación responsable. Se ha de establecer límites en la actuación humana sobre la naturaleza, lo que impide que se considere a los seres vivos como meros objetos susceptibles de apropiación. Estos límites los establece la ética. La naturaleza es un sistema, y si queremos conservar la producción hay que conservar el sistema. Los cambios tecnológicos son tan rápidos que no dan tiempo a la adaptación humana para no dañar el medioambiente, lo que requiere acuerdos a nivel global.

Conclusiones

El origen del término bioética tiene mucha relación con la corriente ecobioética actual. Fritz Jahr amplió el imperativo categórico antropocéntrico de Kant a todos los seres vivos. Potter uso el término para dar importancia a la responsabilidad del ser humano en la preservación del medioambiente natural y en mantener límites poblacionales para no sobrecargar el planeta.

La bioética medioambiental actual se preocupa de los problemas éticos relacionados con la protección del medioambiente, el cual está muy deteriorado, proporcionando justificación ética y moral para su protección e incorporando la visión ecocéntrica de que el ser humano es un miembro más en las comunidades bióticas y abióticas de la naturaleza.

Ante los avances tecnológicos Han Jonas reflexiona sobre los límites éticos que deben ponerse a las tecnologías ante el peligro de que afecten irreversiblemente las formas de vida sobre el planeta, lo que requiere acuerdos a nivel global.

Capítulo 7

Principios bioéticos y calidad de la atención médica

Introducción

Aunque la bioética en su inicio con Potter y Fritz Jahr surgió como preocupación para preservar la biosfera y garantizar la supervivencia de la especie humana siendo solidarios con todo lo vivo, pronto su primer campo de aplicación fue el cuidado de la salud. Con la publicación del libro de Beauchamp y Childress *Principles of biomedical ethics* (1979) se aplicaron los principios éticos al cuidado de la salud humana. Con el tiempo la reflexión ética sobre el cuidado de la salud pasó de la relación médico-paciente a temas de calidad en la atención médica multidisciplinaria.

1. Bioética, Ética y Moral

La ética es una forma de reflexión sobre el comportamiento humano que busca formular, fundamentar y aplicar principios que aseguren la convivencia. Proporciona una *justificación* de las normas implícitas o explícitas de las comunidades. La *moral* es el conjunto de prácticas sociales enraizadas en la cultura y la tradición que rige la conducta de personas y grupos. Al ser examinada racionalmente da lugar a teorías morales y sus fundamentaciones, materia de la filosofía práctica o ética filosófica.

La *bioética,* instalada en el imaginario colectivo desde las últimas décadas del siglo XX, es una forma de articular principios de comportamiento y reflexión distinta de la tradicional ética filosófica en dos sentidos. Primero, a diferencia de la reflexión derivada de un sistema filosófico o una tradición de creencias, en bioética importa la deliberación basada en el diálogo entre distintos grupos, personas o intereses. El diálogo es el sustento legitimador de la práctica bioética.

En segundo lugar, la bioética es una forma de reflexión que explícitamente escudriña los avances más significativos de la cultura tecnocientífica, considerándolos parte indispensable del debate intelectual. La bioética es una empresa interdisciplinaria, en la que tan importantes como los conceptos filosóficos y las creencias son los datos de las ciencias y las influencias fácticas del poder político e institucional.

Estos dos caracteres, el carácter dialógico del procedimiento y la naturaleza integradora e interdisciplinar de los contenidos, alejan a la bioética de una mera aplicación normativa de principios o reglas y de un conjunto de admoniciones o prohibiciones sobre cómo comportarse. Así, aunque engloba la disquisición filosófica y la deontología profesional, las enriquece con la deliberación y la participación de agentes y actores sociales en la formulación de los conflictos y en decisiones sobre la "vida buena". De este modo, propone un "círculo fructuoso" que reconoce en toda decisión moral *momentos normativos*, deontológicos, con aceptación de deberes, y *momentos teleológicos*, en que los agentes morales sopesan consecuencias y aceptan responsabilidad por sus decisiones.

La postura que mejor caracteriza a la bioética, en nuestra opinión, es la de un "consecuencialismo dialógico" que busca en los procedimientos para tomar decisiones más que en las convicciones religiosas o filosóficas la *legitimidad* de la decisión moral.

2. Calidad como imperativo ético

Desde los albores de la reflexión moral se reconoce que el primer imperativo ético para quienes ejercen una profesión u oficio es la excelencia técnica. La perfección posible de un objeto, persona o situación es su virtud. Y virtud es obligación que se contrae al pertenecer a una comunidad moral. Por ende, los códigos siempre han destacado que no se puede ser un profesional "bueno" (en el sentido de buena persona) si antes no se es un "buen" profesional. Desde Hipócrates en adelante, esta máxima –explícita o implícitamente– ha guiado el *ethos* de la profesión médica y por extensión el de todas las profesiones de ayuda.

En este marco debe situarse la relación entre bioética y calidad de las prestaciones profesionales. La calidad resulta de conjugar adhesión a normas que garanticen eficacia, eficiencia y oportunidad en la satisfacción de las demandas de los usuarios de un bien o de un servicio. Adviértase el carácter transaccional y dialógico de la noción de calidad. Aplicada a los sistemas sanitarios, como a otros que demanden acción societaria en el sentido de "servicios" y "bienes públicos" (por ejemplo los educacionales), ella implica responsable respuesta a demandas, necesidades y deseos atenida a códigos de bien-hacer establecidos según el estado del arte.

La responsabilidad por la calidad recae en las profesiones, concebidas como instituciones sociales que satisfacen o resuelven demandas sociales legítimas. Las profesiones no se definen solo por un *saber* (conocimiento formal) ni tampoco solo por un *hacer* (práctica eficaz). Se articulan en una proporción razonable de saber y hacer. Como ha dicho Laín Entralgo, las profesiones son *saber-hacer*.

Junto a ello debe destacarse que la dignidad de las profesiones también deriva de un *saber-estar* en las limitaciones propias del arte, en las expectativas y deseos de quienes amplían sus horizontes y en el respeto a formas de vivir y comportarse que la comunidad estima correctas. A casi todos los profesionales se exige un código de conducta pública en consonancia con la dignidad de sus servicios. Las sociedades "honran" a los profesionales con prestigio, con dinero, con poder o con amor. Los "honorarios" no solamente son pago por servicios, constituyen reconocimiento de la importancia de la actividad que remuneran.

Esto es pertinente a la ética de la calidad de la atención médica. Pues no se dice de ella que simplemente debe responder a demandas, necesidades o deseos. Debe hacerlo de la manera más "virtuosa" o perfecta posible según los criterios del buen arte y los intereses de quienes requieren servicio. Una bioética dialógica y responsable debe ser, simultáneamente, un reconocimiento del *derecho* de las personas a pedir o exigir de los *deberes* de los expertos de comunicar y explicar, y de las *metas* sociales que apuntan a la convivencia armoniosa entre las personas.

3. La Bioética Principialista

El *principialismo* es una de las vertientes bioéticas de mayor aplicación práctica. Su relativo éxito deriva de la suposición de que formulados y justificados ciertos principios de universal validez o aceptación, sus aplicaciones fluyen de modo natural. Sin embargo esta aparente sencillez es engañosa. La mayor parte de los conflictos deriva justamente de que dos o más principios son antagónicos en determinada circunstancia. Por ejemplo, entre respetar la autonomía de una persona e imponerle un tratamiento contrario a sus creencias hay una tensión ética. Semejante tensión se repite en casos en que ha de decidirse entre el bienestar del individuo y el bienestar del grupo. Por ejemplo, cuando una política sanitaria indica vacunar a todas las personas aunque algunas puedan sufrir efectos indeseados. Estos conflictos entre principios son la regla y lamentablemente la jerarquización de ellos o su priorización no están en los principios mismos sino en el contexto en que se aplican y justifican. Por ejemplo, en algunas sociedades la autonomía de los individuos es el valor supremo, al cual todo debe supeditarse. En otras, el principio de justifica distributiva tiene preeminencia. Si bien en toda sociedad hay semejantes principios, por ejemplo la *autonomía*, la *beneficencia*, la *no-maleficencia* o la *justicia*, la proporción en que los grupos los perciben, su importancia relativa o su mayor relevancia están moduladas por la cultura, las creencias y la tradición. Se trata de una "isomería moral", pues los mismos elementos están en diferente disposición estructural.

Aun con estas limitaciones, el proceder basado en principios formulables es útil para establecer límites y criterios de calidad de la atención sanitaria. Por de pronto, determinados "algoritmos bioéticos", fórmulas preestablecidas de reflexión y decisión, contribuyen a formar opinión y tradición en el trabajo de los comités. Así, la práctica reiterada acumula una experiencia codificable que educa y facilita. La misma idea de que la deliberación debe ser grupal y por ende dialógica, fundada en comités o grupos deliberantes, se fundamenta en que las personas compartirán determinados principios que, a su vez, se apoyan en valores trascendentes o inmanentes. Los valores pueden definirse como "universales de sentido" que orientan la acción de las personas y se materializan en los principios. Los principios se traducen en reglas de conducta que pueden valer para "casos" genéricos o bien para situaciones específicas. Sin embargo raramente se encuentra que personas diferentes admiten consensos globales en materia de teorías. Vivimos en sociedades plurales en que existen muchas convicciones diferentes. La posmodernidad produce "extraños morales". No obstante, la experiencia enseña que en torno a acciones concretas y decisiones específicas es a veces posible un acuerdo tácito. Ello sugiere que la bioética dialógica e interdisciplinar que se precisa es también una bioética basada en procedimientos más que en convicciones o creencias.

No debe confundirse el principialismo con una simple aceptación formal de generalidades aplicadas siguiendo reglas de sentido común. Si algo perjudica la causa de la bioética es justamente la improvisación y la superficialidad. A veces se cree que tener un comité ya es suficiente prueba de interés moral, aunque sus miembros no sepan por qué están allí ni estén familiarizados con procesos de trabajo grupal y de toma de decisiones. No se constituyen para vocear consignas o reafirmar creencias sino para examinar honestamente discrepancias y disensos. Hay que recordar que la bioética se construye sobre el fundamento de una auténtica *praxis comunicativa,* al decir de Jürgen Habermas. Esta forma de praxis se establece cuando los interlocutores de un diálogo se reconocen como válidos dialogantes, respetan diferencias y discrepancias y entran en un legítimo intercambio de experiencias. Esto es, deliberan para construir un discurso común. Esta forma de ética discursiva es esencialmente un diálogo permanente entre personas, entre grupos, entre racionalidades. Toda aplicación de principios supone un proceso, se desenvuelve en medio de transacciones que contrastan teorías con prácticas, ideas con hechos, situaciones con principios. Este procedimiento, que en inglés suele aludirse como *reflective equilibrium* termina en decisiones más o menos satisfactorias para los agentes morales involucrados y debe siempre establecerse sobre el fundamento de un movimiento circular entre convicciones, creencias, normas, efectos, causas y consecuencias.

4. Evaluando la calidad desde el punto de vista ético

Como hemos indicado, la calidad es un concepto tanto moral como técnico. Es, además, un concepto complejo, especialmente si se trata de darle expresión cuantitativa o que sirva de orientación a quienes toman decisiones.

Una primera dimensión evaluativa está dada por el *respeto a normas técnicas* generadas por conocedores del arte y legitimadas por autoridad competente. Cuando un grupo profesional norma su práctica mediante líneas directrices universalmente admitidas logra homogeneizar su desempeño. La primera pregunta que debe hacerse a quienes desempeñan un oficio o profesión es si respetan las reglas del buen arte. Evidentemente lo que es buen arte cambia con el progreso de las disciplinas, y prácticas, hoy condenadas, fueron de regla en el pasado. Asimismo, es concebible que pueda haber discrepancias entre los propios expertos sobre la mejor norma ante casos concretos. Sin embargo la ignorancia de la práctica habitual, cuando es propia de un individuo, es ignorancia culposa. Si la ignorancia es generalizada porque nadie sabe aún qué hacer, no es culposa y lo azaroso del comportamiento no atenta contra la primera condición del aseguramiento de la calidad, que es respetar lo aceptado, habitual y sostenible.

En el concepto de la calidad deben incorporarse las nociones de *eficiencia*, *eficacia* y *oportunidad*, pues la norma, si no está *prudentemente* aplicada, no produce resultados razonables. No basta con que el profesional asegure haber cumplido con los procedimientos adecuados si estos no produjeron frutos acordes con las expectativas o fueron aplicados inoportunamente. En las profesiones cabe distinguir al menos tres tipos de yerros: los que se producen por *ignorancia* (como la indicada, individual, no universal), los debidos a la *impericia* (teniendo conocimiento, falta experiencia apropiada) y los propios de la *negligencia*. Esta última es yerro moral cuando, disponibles conocimiento y experiencia, no se los pone al servicio de las personas en cuantía razonable, oportunidad correcta o estilo justo. En las negligencias puede haber omisiones, distracciones, conflictos de interés u otras fallas de naturaleza cognitiva, pero lo esencial es que el resultado, esperablemente bueno, se transforma en decepcionante fracaso. Ello debe tenerse en cuenta al examinar la garantía de calidad que ofrece una práctica o un grupo de personas.

En tercer lugar, ha de considerarse la *satisfacción* de los usuarios de los servicios, pues no basta con hacer todo bien de acuerdo con la norma o producir resultados oportunamente; también la calidad tiene que ver con tecnologías semióticas que producen signos y símbolos apropiados y actúan como "satisfactores" que indiquen a las personas que sus elecciones son correctas, deseables y sabias. La propaganda ha descubierto que no solamente hay que proporcionar satisfactores a las personas sino también buenas razones para buscarlos. La gente no solamente quiere estar sana y ser feliz. Quiere tener buenas razones para ello. Además, en la medicina se observa con frecuencia que el lenguaje de la oferta de servicios no coincide con el lenguaje de la demanda. Típica disociación propia de las expertocracias. Los expertos están contentos con su desempeño y se felicitan. Los usuarios deploran la mala calidad de los resultados. No se piense que esto solo afecta a los economistas y los meteorólogos, cuyas predicciones no siempre satisfacen a pesar de ser celebradas por los pares. También entre los profesionales de la salud existen casos de autocomplacencia. Ello se debe, entre otras causas, a las diferentes definiciones de éxito que existen en la comunidad lega y en la profesional.

Finalmente, en un concepto amplio de calidad deben incorporarse también la *viabilidad* y la *sostenibilidad* de las acciones, pues no se podría decir que hay calidad en algo que se agotará rápidamente o no podrá mantenerse, defraudando expectativas o dañando severamente otros legítimos intereses societarios. No es buena cualitativamente una acción que para desarrollarse exige enormes sacrificios en otras esferas. Esto sugiere que hay también consideraciones más allá del costo/eficiencia y del costo/beneficio. También ha de tenerse presente la equidad y la justicia distributiva. Aunque esta vertiente de la calidad es más amplia y difícil de percibir (es dimensión macro más que micro), el análisis bioético también debe contemplarla. Es conveniente destacar la impronta bioética de una *justicia contributiva*, que permite la expresión de necesidades o deseos por distintos agentes y actores sociales.

5. La bioética cotidiana

La bioética se instaló en el discurso social al comprobarse transgresiones a los derechos de las personas en nombre del bienestar y de la ciencia. Los casos emblemáticos se refieren todos a prácticas que sus proponentes justificaron con algún principio rector: la patria en peligro y la obtención de conocimientos médicos en la Alemania nacionalsocialista, la necesidad de obtener conocimientos sobre la historia natural de la sífilis en el famoso caso Tuskegee, deseo de probar hipótesis científicas como en muchos casos clásicos, por solo citar los más obvios. Siempre hubo debate social sobre temas como la eutanasia, el suicidio asistido, la anticoncepción, el uso de embriones, la clonación. Gracias a la espectacularidad otorgada por la prensa, tales casos y circunstancias marcaron definitivamente la conciencia de las profesiones sanitarias y la investigación científica. Así como se demanda calidad en la adquisición de nuevos conocimientos, la ampliación del ideario bioético exige también que la práctica rutinaria y corriente esté imbuida de defendibles principios morales. Ya no el caso espectacular sino el trabajo cotidiano debe ser permanentemente resguardado de los yerros morales, de las transgresiones, del dolo y del delito. No todas las faltas éticas son delitos, como bien lo saben todos los profesionales. A la inversa, hay delitos cuya perpetración estuvo animada de buenas intenciones. El aseguramiento de la calidad de las prestaciones asistenciales carece de la espectacularidad de los grandes descubrimientos o las innovaciones importantes, pero es tarea moral insoslayable. Pertenece a las tareas pendientes del sistema sanitario, aparte su permanente renovación y mejoría, darle sustento ético a sus cambios y perfeccionamientos. Solo así se consolidarán eficazmente las nuevas prácticas y adquirirán la legitimidad que asegura su mantención.

En las dimensiones de la calidad que hemos examinado sin duda se encontrarán aristas o facetas que sorprenderán siempre a los expertos. La realidad humana es siempre mudable y precisamente al fundar en el diálogo y la deliberación la adopción de prácticas o su perfeccionamiento se dota a las "comunidades de práctica" de una herramienta que seguirá en sus oscilaciones la opinión de los expertos, los conceptos de eficacia y eficiencia, la satisfacción de los usuarios y la armonía en que deben desarrollarse todas las actividades sociales. La bioética, como procedimiento para formular y resolver dilemas, pertenece ya a nuestro entorno más familiar. Puede enseñarse, debe ser aprendida y, como discurso, debe generalizarse

Capítulo 8

Hacia un concepto de innovación responsable en medicina

Introducción

La íntima relación entre las profesiones y las tecnologías convierte a las primeras en administradoras de estas últimas, al punto que se identifica a los profesionales con los dueños del saber práctico y se les asigna el papel que antes quizá ocuparon los intelectuales o los hombres de iglesia. Las expertocracias han sido, desde el siglo XIX, las verdaderas depositarias del poder del saber y sus acciones modulan este de manera permanente. Las profesiones, para resguardar sus fueros, están en un permanente estado de renovación, al que llamamos, simplificadamente, innovación. Las profesiones, dueñas de las tecnologías, son agentes y actores de innovación en que bajo la mirada de la ética se les pide responsabilidad en sus acciones.

1. Precaución y Responsabilidad

Uno de los principios de mayor influencia en la discusión sobre las aportaciones de la biotecnología al desarrollo sostenible es el de *precaución*. Bajo circunstancias de incertidumbre, este principio aconseja abstenerse de tomar decisiones y acciones. Se justifica porque muchas manipulaciones del material genético o de la biosfera podrían ser irreversibles y causar daños a todo el planeta. Se justifica, además, por un respeto a la dignidad intrínseca de lo natural, que suele asociarse a la reverencia por lo divino, y al castigo que en las culturas merece quien transgrede los límites que separan lo bueno de lo malo.

También este principio se asocia al terror natural que produce toda innovación, en cualquier campo de actividad humana. Recuérdese solamente la resistencia a la electricidad, al ferrocarril, a la vacunación. Tal vez las proporciones planetarias de la moderna industria biotecnológica, la desaparición de los límites entre lo imaginable y lo realizable y entre descubrimiento e invención multiplican este terror y producen esa curiosa mezcla de contrapuestos intereses que se observa en las sociedades contemporáneas.

Este principio adoptó la forma de una "moratoria" o prohibición de estudios científicos en la época en que nacía la genética contemporánea, expresada en la conferencia de Asilomar de los años 1970. Suele revestirse de defensa de las futuras generaciones y de la biosfera y, en general, es una marca de conservadurismo. En los medios científicos se le ve como un obstáculo a la creatividad y la búsqueda de la verdad.

El principio puede ser reemplazado por el de *responsabilidad*, no solamente en la forma popularizada por Hans Jonas (1995) sino en la muy práctica de reconocer que toda intervención o decisión tecnocientífica debe ser *accountable*, esto es, transparente y responsable. La pregunta inmediata es quién debe hacerse responsable y qué significa, prácticamente, asumir una responsabilidad.

Desde luego, debe partir de toda la sociedad. No existe excusa para que los ciudadanos dejen de participar, con modestas acciones a veces, en el rumbo que adoptan sus comunidades. Votamos todos los días con nuestras acciones. Ser nación es estar en permanente plebiscito sobre todas las acciones, sobre todas las posturas de las conciencias, sobre los gobernantes y gobernados. Cuando los gobiernos hoy deciden proteger su biodiversidad se supone que interpretan a sus ciudadanos aunque a veces los intereses económicos predominen. La racionalidad económica no tiene por qué ser irresponsable y desalmada. No toda la industria está compuesta por delincuentes y los intereses económicos, con serlo, no son intrínsecamente perversos.

2. Responsabilidad

El término *responsabilidad* tiene, en la lengua castellana, dos acepciones relevantes. Es, por un lado, "cargo u obligación moral que resulta para alguien del posible yerro en cosa o asunto determinado", y también la "capacidad existente en todo sujeto activo de derecho para reconocer y aceptar las consecuencias de un hecho realizado libremente".

Como se ve, el diccionario académico deja entrever que la capacidad de responder tiene que ver con reparar yerros por actos iniciados libremente, lo cual equivale a capacidad de responder, que puede asimilarse a dar cuenta de los actos. La reparación es exigible en virtud de la capacidad de producir consecuencias y aceptarlas como derivadas de las propias acciones.

En lengua inglesa existen los conceptos de *accountability*, que se concentra en la idea de tener que rendir cuentas de los propios actos, y *responsibility*, ligado a la idea de integridad moral del agente y su capacidad de reparar errores o faltas.

Es de común empleo el concepto de "responsabilidad social empresarial" para indicar que el capital, epitomizado en la industria y la empresa, toma a su cuidado iniciativas de bien público como un medio de compensar o reparar y también de distribuir más equitativamente las ganancias.

En los medios académicos de habla inglesa, especialmente en Estados Unidos, se ha impuesto el concepto de *Responsible conduct of research* para indicar que la tarea investigativa ha de ser conducida con probidad y que cualquier desviación de la norma o transgresión de principios es responsablemente asumida por los investigadores y patrocinadores de la investigación.

Se trata, en estos casos, de una suerte de compromiso con principios éticos que aseguren transparencia, calidad y eficiencia a la tarea investigadora.

El concepto de responsabilidad abarca todos los ámbitos de actividad humana. Se habla de una responsabilidad política, de una responsabilidad propia del mando militar, de responsabilidades familiares y sociales. En el curso de nuestros trabajos se descubre una responsabilidad que tiene relación con el proceso de innovación, a la cual puede denominarse "responsabilidad en el manejo y administración de la innovación". El principio de responsabilidad, en el fondo, sugiere transparentar las motivaciones de los agentes sociales. Nada más. Pero nada menos.

La contribución del discurso bioético a los temas de la biotecnología es múltiple. Junto a los derechos humanos fundamentales de primera y segunda generación, se habla hoy de derechos de tercera generación, en su forma ecológica. Son derechos de las generaciones que nos seguirán, cuyos integrantes, por no existir aún, carecen del poder necesario o de voz para manifestarlos. Exigen una *imaginación moral* que cuesta cultivar si los intereses de corto plazo o la pura racionalidad económica predominan. Educar esta sensibilidad imaginativa en materias de derechos es una forma de ética que el discurso bioético, correctamente desarrollado y cultivado, contribuye a gestar.

El empleo del diálogo es la forma en la cual el debate biotecnológico, aun en sus macrocondicionantes y en las decisiones de los Estados soberanos, puede enriquecerse. Esta contribución procedimental permite establecer paralelos entre la responsabilidad del investigador y la del gestor biotecnológico o industrial. Una adecuada comprensión de la responsabilidad personal y grupal es necesaria para iniciar el diálogo de la praxis comunicativa, aquella en la cual los hablantes se reconocen mutuamente como agentes y actores que comparten un discurso en el cual se dan, más allá de las discrepancias, los necesarios vínculos para que aún toda diferencia sea fuente de comunidad y promueva la convivencia.

3. Tecnología

La "innovación responsable" incorpora, entre otras, las nociones de tecnología apropiada, de comportamientos sociales diversos, de intereses plurales.

Para explicarla, examinaremos qué es tecnología y qué significa innovación. Limitaremos estas reflexiones al ámbito sanitario y médico.

En su sentido más estricto, tecnología es *logos* de la técnica, esto es, el empleo de técnicas específicas bajo contextos de racionalidad demostrable. Corrientemente empleamos el término para indicar la sujeción del conocimiento a necesidades concretas que demandan su aplicación para resolver necesidades, satisfacer deseos u obtener ganancias. Las tecnologías, en consecuencia, convierten un intangible –el saber– en algo tangible –el hacer. Encuentran su expresión social bajo la forma de profesiones, amalgamas de saber y hacer corporizadas en grupos de personas que reciben reconocimiento social y pago por emplear conocimiento y solventar así demandas sociales. Puede agregarse que una auténtica demanda social consiste en necesidades o deseos en cuya satisfacción se emplean recursos– esto es, disposición al pago en dinero, prestigio, poder o amor.

4. Innovación

La innovación es un proceso social por el cual un determinado saber teórico se extiende a campos distintos de aplicación. Las ideas matrices de la comunicación inalámbrica, por ejemplo, se expresan en distintas aplicaciones y artefactos, como las radios, los televisores y los teléfonos. Aparte refinamientos propios de los equipos, en todos los casos el principio sigue siendo la influencia remota de personas por el sonido, la imagen o la voz. Si inventar un nuevo principio o concepto depende de trabajar con ficciones a veces altamente estilizadas y remotas de la experiencia sensorial común, innovar en sus aplicaciones o usos debe contemplar el medio social en el cual esas ficciones se harán parte de la vida social. De allí se infiere que si la verdad es quizá el principal valor del científico, la prudencia debe ser la virtud máxima del tecnólogo.

Prudencia significa administrar con cautela el conocimiento siguiendo la máxima nuclear de todas las profesiones, bellamente expresada en la medicina, que dice "primero, no dañar". Si esta noción de uso adecuado o apropiado de las ideas se examina con detención, se verá que no siempre lo factible de hacer debe hacerse y que las puras verdades de las ciencias han de trocarse en espurias derivaciones de sus efectos y consecuencias. Al contaminarse, en sentido figurado, con otros intereses distintos del afán de verdad, la innovación se convierte en un haz de reflejos e interacciones entre distintos grupos, racionalidades e intereses. Por ejemplo, una buena idea –como pudo ser descubrir la circulación de la sangre– debió esperar momentos evolutivos apropiados en la sociedad y diversos tipos de talento para convertirse en basamento de prácticas diagnósticas o terapéuticas. De allí la conveniencia de distinguir principios de aplicaciones, porque aun con fines puramente heurísticos, la historia de las tecnociencias es rica en ejemplos que prueban, a veces, que primero hubo ideas y luego aplicaciones, pero que en otras ocasiones se observa que la tecnología engendra más tecnología y la ciencia más ciencia.

5. La Innovación y sus límites

La suspensión de vuelos del avión supersónico "Concorde" sugiere una reflexión sobre lo esperable de las tecnologías y lo permisible de su uso. Desde que este aparato inició sus servicios comerciales se reservó su uso a una minoría privilegiada que podía pagar el alto costo de sus vuelos y deseaba hacerlo por la economía de tiempo, el lujo y la comodidad que ellos implicaban. Como todas las innovaciones, su mercado inicial fue por tanto limitado, exclusivo y excluyente. La masificación de su uso fue impedida por la escasa inversión de la industria en perfeccionamientos abaratadores y por los problemas, especialmente de contaminación acústica y consumo, que suponía operar el avión para el transporte de pasajeros o carga. A ello se sumó la trágica muerte de más de cien personas en un accidente inolvidable y fallas menores que el paso del tiempo agregó al aparato.

Si bien los adoradores de la tecnología, o aquellos patriotas británicos y franceses que vieron en el avión una señal de progreso, lamentaron su desaparición, el mundo en general comprende que esta costosa innovación no sentó pie firme en el mercado. Aunque sus beneficios fueron indudables, su eliminación no adquirió caracteres de catástrofe. La industria continúa apostando a los vuelos subsónicos, hoy convencionales, y desarrolla su futuro basada en el incremento de tamaño de las naves, su mayor autonomía, la reducción de la contaminación ambiental y el ahorro de combustible. Más allá del sentimentalismo y más acá de una sobria reflexión, quienes dirigen los destinos de las compañías involucradas han comprendido que no todo lo que fue o es factible es obligatorio de usar.

Cuando volvemos la mirada hacia otras innovaciones y otros ámbitos, el panorama cambia. En la aviación comercial se impone la idea de que el progreso, por ahora, no es infinito. También ocurre lo mismo en la industria automotriz y en el trazado de calles y carreteras. Muchas innovaciones en estos y otros campos parecen esperar mejores tiempos o entran en un estado de desaceleración que, sin detenerse del todo, sugiere una sobria comprobación de límites. No ocurre lo mismo en el ámbito de la salud y la investigación médica.

6. Las promesas de la medicina y sus límites

La noción de que la medicina será algún día infalible, que nadie deberá morir por enfermedad, accidente o vejez, parece pervivir en el vulgo ilustrado de los países occidentales como una creencia básica. La genética nos adelantará el destino y podremos corregir trastornos aún antes de que aparezcan. La farmacología proporcionará drogas y maravillosas panaceas que harán risibles nuestras actuales dolencias. La epidemiología y otras ciencias preventivas harán imposible hasta la misma aparición de enfermedades. La finitud de la vida humana, gracias a intervenciones maravillosas que aguardan a la vuelta de un par de años, será derrotada. Y, por supuesto, estos beneficios de "la humanidad" serán patrimonio de todos. Se habrá inaugurado la utopía de Francis Bacon, el conocimiento como poder puesto al servicio de benéficos fines.

La comprobación de límites en la medicina se resiste a ser entendida aún por aquellos que debieran entenderla. Lejos de ello, los expertos pregonan la saga heroica del mayor empuje y prometen un futuro venturoso, que traerá más saber y el saber traerá más prosperidad y salud. Y estas, a su debido tiempo, promoverán la felicidad ilimitada. Es, además de utopía, ucronía, porque estos bienes no tienen tiempo definido de concreción, ocurrirán en algún tiempo futuro, incierto es verdad, pero seguro de todas maneras. Por supuesto, en la mantención de la utopía, aparte la ingenua pretensión de inmortalidad y bienestar, existen intereses de otra índole, como los corporativos y los económicos, pero no serían eficaces si no encontraran resonancia en las masas, las ilustradas y las ignaras.

Una medicina sostenible y sustentable, esto es, duradera y defendible, no es aquella del progreso indefinido. Este, como buena utopía, mantiene la llama de la esperanza, y es correcto que haya quienes se guían por ella. Mas la sobriedad, la prudencia y el sentido común aconsejan moderación. Si el "Concorde" dejó de volar, tal vez la medicina debiera saber cuáles son sus legítimos límites. No se trata por cierto de detener la ciencia ni negar el progreso. Se trata de saber, y entender, que este nunca debiera ser causa de mayores frustraciones y falsas esperanzas. Si no tendremos lo supersónico en el aire pero gozaremos de buenos y sanos medios de transporte aéreo, si no tendremos todavía carreteras del todo inteligentes y automóviles perfectos, tal vez no sea descabellado pensar en una medicina realista, aquella que combine una excelencia acotada y conocida, no basada en milagrerías futuras, con una equidad que asegure un mínimo decente a todo el mundo.

En la medicina necesitamos reflexionar bastante sobre innovaciones que, pasado algún tiempo, se revelaron deletéreas, contraproducentes o innecesarias. Lo cual no impide pensar que se seguirán produciendo y que la historia de las técnicas suele repetirse.

Sección II
Hermenéutica y narratividad.
El discurso bioético

Capítulo 9

Sostenibilidad bioética

Introducción

Tres declaraciones son esenciales para entender un mensaje. Primero el *ethos* de quien habla, esto es, sus orígenes e influencias para que quienes escuchan puedan anticipar sesgos, insuficiencias y fortalezas.

Luego el *pathos,* esencial en toda actividad, las pasiones que mueven y los motivos que se disciernen, en el presente y en el futuro, el contenido de la exposición

Finalmente el *logos* de lo que se dice, las razones y argumentos presentados, que se orientan a describir, fundamentar, mover o convencer.

Cuando hoy se habla de *sostenibilidad bioética,* se hace desde una particular relación con el ideario de lo que ha venido a llamarse bioética en los últimos decenios.

1. Sostenibilidad bioética

Tenemos el privilegio de contar en la lengua española con dos términos afines, allí donde la lengua inglesa hegemónica emplea solamente uno.

En efecto, *sustainability* es término que la jerga internacional, sobre todo económica, ha impuesto como la forma más sensata de asegurar un futuro productivo, manteniendo el progreso y cuidando los recursos materiales y la institucionalidad democrática.

Pero en español, se pueden proponer dos términos. Una buena decisión debe ser *sustentable* con argumentos racionales y razonables y al mismo tiempo debe ser *sostenible* en el tiempo. He ahí, pues, las dos facetas: buena fundamentación y permanencia de las decisiones.

En los conceptos antropológico-historiográficos de Reinhard Koselleck (2002), hay dos fundamentales. *Erfahrungsraum,* campo actual de experiencias, y *Erwartungshorizont*, expectativas y esperanzas. Debemos actuar razonando y pensando, y al mismo tiempo previendo (Ver para prever, prever para proveer, decía Augusto Comte). Experiencia y esperanza son dos polos a considerar en toda acción humana, tanto en las pequeñas acciones de la cotidianidad como en las mayores y trascendentes que afectan a personas, grupos, naciones y disciplinas.

Enfrentamos la idea de sostenibilidad y sustentabilidad bioéticas. Esto significa dos cosas. Como ha venido a ser convicción, lo más nuclear del ideario bioético es la *construcción dialógica de las deliberaciones* que conducen a decisiones. Cuando hablamos en clave bioética aludimos a un buen razonamiento, una fundamentación racional que convenza y movilice (que *e-mocione*, que mueva a las personas). Pero al mismo tiempo a una práctica dialógica que, ganando aceptación y solvencia a través de la compartición de ideas y afectos, permita anticipar –o, mejor, bosquejar y diseñar– un futuro.

En tiempos de decisiones, por ende, se rescatan dos aspectos que tienen relación con buenas, sustentables y sostenibles decisiones en el plano de la tarea clínica: *Begründung* , que quiere decir fundamentación técnica, y *Rechtfertigung*, que significa justificación moral. Ambas son esenciales componentes de la tarea clínica: una está basada en pruebas (*evidence-based*), la otra en valores (*value-based*). Así, a la *evidence-based medicine* debemos agregar, y cultivar, una *value-based medicine.*

No se precisa agregar que la primera responde al ideal de cientificidad que preside el desempeño correcto de lo médicamente aceptable por una comunidad de expertos en una época determinada (Djulbegovic y Guyatt, 2017). Aunque la medicina no es una ciencia sino una técnica, está informada por principios, métodos y conocimientos de muchas ciencias que confluyen en una *comunidad de prácticas* informada, coherente y socialmente aceptada que llamamos **profesión**. La profesión médica, una de las primeras consolidadas en Occidente, es una amalgama de técnica y práctica inspirada por las ciencias y deudora de un compromiso social que le otorga prestigio, dinero y poder. Recordemos que una profesión no es solamente hacer; tampoco puro saber. Es un *saber-hacer* (en inglés diríamos *know how*). Pero también, como hemos señalado, también es un *saber-estar* en la dignidad del oficio.

La segunda dimensión responde al reconocimiento explícito de que hay factores emocionales y valóricos en todo trato interhumano. La base axiológica de toda acción se hace consciente y deliberada cuando se reflexiona sobre lo que está bien o mal, sobre lo que es correcto o incorrecto, sobre lo que se puede y lo que se debe. Esta justificación de las prácticas sociales es lo que llamamos ética. No solamente describe y ordena, también –fundamentalmente– *justifica*. Y justificar, dar razón de, es siempre una tarea de hablar. De palabra, de lenguaje. La ética es la justificación lingüística de la moral y es a esta lo que la musicología es a la música. La metáfora permite entender que aunque haya prácticas aceptadas y aceptables, antes de ser éticas deben justificarse en el horizonte valórico de esperanzas de buena vida, de ideales, de universales para la acción correcta y humana que llamamos valores. Los valores, en abstracto, siempre se traducen en convicciones personales, en creencias, pero también en normas y reglas prácticas de acción que son las que no siempre y solo a veces tienen expresión escrita en códigos, leyes y ordenanzas.

La voz ética, lo sabemos, alude tanto a lo que es *hábito o costumbre* como a aquello que identificamos con *carácter*, esa impronta individual en la que distinguimos virtudes (esto es, adecuaciones de lo que es con lo que debiera ser, el núcleo de toda virtud que tiene mucho de verdad personal) y vicios (desviaciones de lo que se esperaría).

En este doble carácter, la fundamentación ética (lingüística) se vale de *juegos de lenguaje* que en su conjunto han sido llamados filosofía práctica o filosofía moral. El lenguaje es tanto hábito y costumbre (pues le recibimos ya hecho, "en el lenguaje se está", decía Heidegger) y al mismo tiempo apropiación y creación personal. Por lo tanto la lengua es *langage* y *parole*, trama de regularidades decantadas en el tiempo histórico y uso personal e idiosincrático de connotaciones y resonancias. Las palabras que unen, a veces dividen. El lenguaje es la viga maestra de la convivencia humana. Sin él, y sin los juegos que las sociedades inventan y mediante los cuales construyen sus formas de vida, no sería posible fundamentar ni justificar.

Todo juego de lenguaje es parte de una *forma de vida*, indisociable de ella. Pertenece al plexo de acciones que constituyen las comunidades humanas y se enraíza en su historia. Las palabras no sirven solo para ser referencia de cosas, expresan acciones sociales, tienen una pragmática de uso en la que radica su eficacia. Y aunque hay muchos juegos de lenguaje posibles, muchos registros y muchas racionalidades que se sirven de ellos, la propiedad de usar una expresión no depende de los objetos que designa sino de los usos sociales en que se integra.

2. Sostenibilidad y Sustentabilidad bioéticas

Buscamos una sostenibilidad y una sustentabilidad *bioéticas*.

Tal vez sea conveniente circunscribir el tema. Bioética es palabra cuya paternidad se atribuye a distintas personas. Fritz Jahr en la Alemania de los años 1920, V R Potter y André Hellegers en los años 1970 y numerosas otras personas.

Lo central, sin embargo, no es quién inventó el vocablo sino qué papel juega en distintos discursos. Estos son juegos de lenguaje y en el seno de cada uno las palabras tienen una significación derivada del contexto de su empleo. Wittgenstein decía que jugar ajedrez consistía, por cierto, en saber qué hacen las piezas. Pero si uno pregunta por el alfil es ocioso decir que está hecho de marfil. Lo que importa es su función en el juego. Bioética es término ubicuo ahora y usado (y mal usado) con fines muy diversos. Hay tantas definiciones como personas que dicen conocerlo.

Brevemente, la historia es la siguiente. El teólogo Fritz Jahr, conocedor de la Biblia y de la teología protestante, aportó un término que en su opinión quitaba lo antropocéntrico que tiene el imperativo categórico de Kant; este propone que la máxima o regla que preside las acciones propias debiera ser universalizable para ser moralmente aceptable. Jahr sugiere incluir allí a todos los seres vivos, incluidas las plantas. Por cierto los animales, a quienes se extiende el quinto mandamiento de la tradición mosaica. Distingue su posición de la propia de las tradiciones orientales, pero recuerda a San Francisco de Asís y su solidaridad con todos los animales. El tema central es la *compasión*.

Cuando Potter sugiere usar el término bioética habla de una "ciencia de la supervivencia". Aunque después desmiente que se trata de una ciencia, en el sentido usual, y advierte que usa la palabra solamente por no conocer otra, ciertamente emplea el vocablo en un sentido utilitarista-futurista. La biosfera debe ser preservada para que la especie humana sobreviva; el concepto es *supervivencia*. Tiene presentes las amenazas del progreso tecnocientífico y la necesidad de llegar a un estado de sostenibilidad. Piensa en el futuro y trata de moldearlo para que la especie humana continúe existiendo.

Cabe señalar las manifiestas diferencias en el alcance del término bioética. No se diga nada de la forma en que uno y otro autor arriban a su formulación. Jahr lo deriva de una lengua griega atemperada por usos entonces establecidos como el de "biopsíquica" (Eisler, 1908) o biopsicología, lo que lo convierte en un precursor de la etología o ciencia comparada del comportamiento. Apela a la intuición. Potter, menos versado en teología y en lenguas clásicas, está pensando en la biología de su tiempo.

La palabra, en la teoría de la bilocalidad de su nacimiento de Reich (1994), es usada por Hellegers y Shriver para designar una versión actualizada de la ética biomédica, que reemplaza a la deontología tradicional y la enriquece. No citan a Potter y por cierto desconocen a Jahr, que solo a partir de 1997 empieza a ser nombre en la historia de la bioética. Entonces se alude a sus escritos de los años 1926 y 1927. Claramente el concepto referencial acá es autonomía, beneficencia, no maleficencia y justicia. Con la idea de respeto a la dignidad de la persona humana, especialmente cuando es vulnerable, esta bioética es distinta de las anteriores.

Lo que se destaca, en todas las versiones, es el aspecto procedimental. Por ello, cuando definíamos bioética lo hacíamos indicando que era el empleo del diálogo o la deliberación comunicativa para abordar los problemas y dilemas de la ciencia y la tecnología en su influencia sobre la vida humana

Ello implica no imponer una visión de mundo asociada al poder dominante, aunque este hecho sea realidad ubicua. La bioética es una deliberación que construye, narrativa e interpretativamente, el espacio de experiencias posibles que harán eficaces y deseables las acciones. Y al ser compartidas las decisiones, asegurarían una permanencia que se identifica con un horizonte de esperanzas, esenciales para la perpetuación de lo humano. Los seres humanos son *homo narrativus*, *homo ludicus* y *homo expectativus*. Lo de *sapiens* quizá aluda a estos caracteres, pero debemos "abrirlo" en sus significaciones esenciales.

Bioethical sustainability, como expresión, está presente en una comunicación videograbada por Van Rensselaer Potter a un congreso al cual no pudo asistir. Antes había dado nombre a un instituto dirigido por Erin Williams, siempre orientado a la idea de sostenibilidad ambiental, en un plano de eco-bioética. También se usó en un artículo para un libro editado por UNESCO aludiendo a la necesidad de que las políticas públicas fueran formuladas, explicadas y aplicadas tomando en consideración las voces múltiples de la sociedad

Miremos ahora nuestro campo específico de acción.

La medicina no es, como las ciencias que la sustentan, una disciplina de objetos. Podrá argüirse que la salud o la calidad de vida son objetos como el sodio o las rocas. Al objetivarla, se puede hablar de comprar, adquirir, vender o transar salud.

No creo que pensemos así en nuestra vida diaria. Si bien hablamos de tener salud, conservar la salud, comprar salud, la verdad es que nuestra tarea solo marginalmente tiene que ver con un objeto llamado salud. Salud, como dignidad, libertad, justicia, es un plural abstracto que condensa muchas experiencias y manifestaciones. Como esos conceptos abstractos, tiene *Verborgenheit*, término que usa Gadamer y que indica que siempre elude la mirada directa, la captura intelectual discursiva. La salud, como la justicia, está presente en muchos actos, se vive y experimenta pero no se captura para siempre en una definición unívoca. Para saber de ella tenemos que pensar en circunstancias, en expresiones lingüísticas y corporales.

La medicina puede ser considerada una *ciencia de acciones*. La corrección de su ejercicio no se calibra por objetos mejor o peor construidos, logrados o descritos (*poiesis*) sino por acciones correcta o incorrectamente realizadas (*praxis*). La medicina es una praxiología, una *Handlungswissenschaft*, y estará mejor o peor ejercida según el cómo. Y serán juzgados sus cultores no por éxitos o fracasos, sino por el cómo actuaron. Lo recogen así las legislaciones que señalan que el compromiso del médico no consiste en producir una cosa ni en lograr un resultado exitoso sino en poner su empeño en ejecutar bien su arte. Aun cuando juzguemos por resultados, estos no son causalmente obligatorios pues la naturaleza siempre supera al arte (aunque, como diría Oscar Wilde, a veces lo imita).

Finalmente, la medicina es una *disciplina relacional*, una praxis dialógica. Una praxis comunicativa, que culmina las praxis teleológica, estratégica, normativa, escénica (dramatúrgica) usando todas las tecnologías (técnicas con sentido y razón de ser) disponibles: poiéticas, prácticas, encráticas, identitarias, entre otras. La amalgama de tecnologías que componen las relaciones entre un profesional y las personas a las que sirve es un entramado con muchos hilos.

En los textos clásicos de medicina suele decirse que la relación médico-paciente empieza con la anamnesis y se condensa en la historia clínica. En la defensa gremial de los médicos se convierte en espacio sacrosanto de confidencialidad y confianza. Lo cierto es que se trata de una díada ficticia. En esa relación no solamente intervienen dos sujetos. Intervienen multitudes. No todos los "otros relevantes" se encuentran físicamente presentes o interpelados en todo momento. Pero están co-presentes, influyen. Influye la familia pasada y presente, los ancestros que determinaron el perfil genético, las relaciones interpersonales, las creencias que transmitieron la educación y la lectura, la presencia ubicua del Estado y de los organismos que financian, los seres imaginarios que pueblan los recuerdos y las esperanzas. En fin, no es una díada. Es una multíada. Una multitud que participa en una interacción con características que han cambiado en el curso de la historia y que cambian según el contexto cultural y valórico. Esto introduce una polifonía, numerosas voces que intervienen en el encuentro.

Polifonía alude aquí no solo a voces que transmiten saberes. También aportan narrativas, historias, potencialidades infinitas para las acciones y las decisiones. Los valores son universales que "dan sentido" a los actos. Son abstractas construcciones que se decantan y expresan en acciones y en omisiones. Cuando se trata de ponerles de manifiesto se recurre a una cantidad de adjetivos, se convocan emociones. La forma de darles expresión concreta es a través de "axiogramas", gráficos o verbales, que permiten reconocerlos. Por de pronto hay *valores instrumentales*, que son la esencia del actuar correcto. La habilidad técnica, la ecuanimidad (que sir William Osler declaraba fundamental para la medicina), la honestidad, en fin, muchos que son medios para conseguir buena acción. Y también hay *valores trascendentales*, aquellos que sobrepasan las acciones mismas y constituyen la base de lo humano. Así, la dignidad, la justicia, el respeto al ser humano.

Cuando sugerimos sostenibilidad y sustentabilidad bioéticas incorporamos ambos tipos de valores, ambas dimensiones del hacer bien. Hacer lo correcto y hacer lo bueno no es simplemente materia de aplicar determinadas reglas. Consisten en incorporar a las decisiones a todos los "hablantes", presentes, pasados e ideales, presentes en la comunicación y la acción.

El ejercicio ético de la medicina incluye saber bien y hacer bien. Quien ignora culposamente algo que debería saber, quien no se prepara, es ya moralmente culpable. Si toda la comunidad de expertos no sabe, entonces la ignorancia no es culposa, es simplemente el estado del arte. Una falta ética fundamental es la ignorancia, y así lo reconocen los códigos de conducta profesional cuando hablan de ignorancia, y también cuando agregan la impericia o la negligencia (esta última es ignorancia del *kairos*, del momento adecuado y oportuno para actuar). No se puede ser un médico bueno (como buena persona) si antes no se es un buen médico, pues la competencia técnica es obligación primaria y fundamental.

No es, por ende, la ética algo que se agregue al acto médico. Está implícito en él. Lo moral está inviscerado en la acción. Ninguna reflexión ulterior debe considerarse añadida. La ética es consustancial al oficio. Y la ética, entendida como bioética, es decir, como deliberación y diálogo, es clave para la correcta toma de decisiones, donde correcto significa *lex artis* y también *lex societatis*.

Describir las acciones sería largo pero podemos resumirlas. Por una parte la acción del diagnóstico: conocer bien a través de métodos seguros. Por otra, la acción de dar nombre, de nominar, que aclara, tranquiliza y da forma. El diagnóstico es ya una decisión consensuada en la *"illness negotiation"* (Mik-Meyer y Obling, 2012) que hace la persona enferma. Pero el médico diagnostica no solamente para poner nombres: con ello formula un pronóstico, anticipa acaeceres, propone vías de solución. Y también propone un tratamiento, una intervención. Además enseña, ejerce un magisterio que ayuda. Acompaña a quien sufre. La medicina a veces cura, menos veces sana, pero acompaña siempre cuando está bien ejercida. Por tanto, hay muchas decisiones involucradas. Y todas deben ser tomadas brindando lo que una buena decisión proporciona: tranquilidad, certidumbre.

Sabemos que hay certidumbres metódicamente forjadas, bajo normas de causalidad, raciocinio propio de las ciencias de objeto. Hay decisiones inefables, surgidas de la creencia, la fe o la experiencia, basadas en la empatía y el sentimiento. Cada una tiene su *kairos* en la trayectoria vital de los encuentros entre quienes ayudan y quienes solicitan ayuda.

Las decisiones que la argumentación racional reconoce se basan en una toma racional de decisiones, basada en apropiada consideración de hechos e informaciones. Las decisiones que se toman mediante la deliberación argumentativa propia de la bioética se basan en derechos, valores y deberes.

La argumentación puede ser *apodíctica*, basada en verdades irrefutables; *retórica*, apelando a emociones para convencer; *erística*, dirigida a vencer y convencer de cualquier modo, y *dialéctica*, basada en una praxis deliberativa (comunicativa) que considere las voces de todos los participantes.

La verdadera sustentabilidad bioética es del último tipo.

La sostenibilidad, la permanencia, dependen de contextos institucionales y de poder que permitan implementar y sostener las decisiones.

3. Las formas de la Deliberación

Hay que distinguir acá entre *Methodus* y *Modus*.

Método es la reglada aplicación de procedimientos. *Modus* la apropiada consideración de valores, emociones y deberes.

El primero es materia de causalidades fácticas. El segundo de una estimativa personal compartida

La primera forma fundamenta. La segunda justifica.

Es conveniente distinguir entre una deliberación ética informal, con los usos corrientes y las respuestas emocionales espontáneas, y una formal, haciendo uso de recursos "técnicos". Hay que observar que el primer tipo está siempre presente en las "comunidades interpretativas" (Fish, 1982) que también suelen ser "comunidades de práctica", en las cuales confluyen diversos saberes y disciplinas y cuyos miembros entienden rápidamente la retórica y el léxico. En estos casos, intuición es siempre interpretación o recordación de algo ya sabido por experiencia.

En la deliberación que proponemos para obtener sustentabilidad y sostenibilidad bioéticas se trata, ante todo, de que todas las personas afectadas por las decisiones lleguen a aceptarlas, en un proceso de "cierre" o conclusión satisfactoria (*closure*). Ello supone momentos: un momento deontológico, de convicciones, un momento teleológico, de consecuencias de los actos, y un momento virtuoso, en que las personas se muestran en plenitud de lo que realmente son. Virtud es entendida aquí como la coincidencia entre lo que se es y lo que se debe o espera ser. En cierto sentido, la virtud de algo es la verdad de ese algo. Eso también es válido para las personas.

Estas tres dimensiones, la deontológica, la teleológica y la virtuosa, pueden producir resultados discrepantes frente a decisiones, pero la naturaleza dialógica del procedimiento debiera buscar que se satisfagan las condiciones mínimas para que los participantes se sientan satisfechos y encuentren "bueno" el resultado. Evidentemente, no se trata solamente de decir que se aplicaron reglas o principios o que se cumplió con ciertos requisitos. Se trata de una plenitud subjetiva que contenta a los que toman y a los que experimentan las decisiones.

La institución social del comité no es solamente un grupo de personas; es una instancia procedimental que articula narraciones discrepantes y las integra en una coherente

4. A modo de conclusión

Las decisiones clínicas son un ejemplo de las muchas que se toman diariamente, espontánea o reflexivamente. Están basadas en una fundamentación racional y una justificación moral. Se interpela con ellas no solo el saber fáctico sino también la dimensión valórica, en sus planos técnico y universal. Como quiera que esta dimensión se exprese (lenguaje de valores, derechos, deberes, normas) está implícita en el ejercicio de las profesiones, que no solamente consisten en hacer o saber sino en saber-hacer y saber-estar.

La sustentabilidad con buenos argumentos y la sostenibilidad en el tiempo son precondiciones para una decisión correcta, aquella que satisface a los distintos agentes y actores sociales que en ella participan. Cuando quienes proponen un curso de acción encuentran aceptación en quienes experimentan sus efectos puede decirse que es "correcto". Esta "corrección" es la base de la legitimidad de las decisiones, pues la legitimidad no consiste solo en adoptar normas (legalidad) sino en aceptación voluntaria de su imperio.

Para la adopción de decisiones correctas la bioética propone que se basen en argumentaciones deliberativas y que la praxis sea una auténtica praxis comunicativa, aquella en la que los interlocutores se reconocen y aceptan como tales. Más allá de las instituciones sociales que corporizan la práctica de la argumentación deliberativa, es fundamental que el "clima de eticidad" de una comunidad acepte el diálogo como herramienta para formular problemas y proponer soluciones.

Capítulo 10

Bioética, hermenéutica, narratividad. Sobre las implicaciones de la diversidad y lo dialógico

Introducción

Para discutir la dimensión hermenéutica del discurso bioético es necesario precisar nuestra perspectiva sobre este. Se trata de una ética procedimental cuya esencial legitimación reside en el diálogo. Este diálogo debe concebirse como "multílogo": se configura en una polifonía de voces y perspectivas. Es lo que justifica la institución del grupo o comité como clave en la configuración y solución de los dilemas (o problemas múltiples, dilemas, trilemas y "multilemas"o "poliemas").

1. La experiencia de la Pluralidad y el desafío del Pluralismo

Se reconoce la pluralidad en las sociedades contemporáneas. Bajo condiciones apropiadas, esta pluralidad de facto se transforma en *pluralismo* aceptado.

Esto *no* significa concordancia, acuerdo o negociación entre diferentes grupos de personas, separadas por convicciones religiosas o morales. Tampoco, que las decisiones deban ser dejadas a simples cálculos numéricos, que engendran mayorías y minorías.

Significa intercambio de objetos de conocimiento, actitudes y perspectivas. Confrontación de *racionalidades*. Interacción entre la racionalidad científica, la jurídica y la estética. Las racionalidades, en la posmodernidad, se corporizan en *profesiones* que hallan en uno o más *discursos disciplinarios* su sustento teórico y su ascendiente social (Lolas, 2010).

Las profesiones no difieren solamente en métodos: son formas distintas de concebir los objetos del conocimiento; estos se *construyen* en la praxis cognoscitiva y en las relaciones sociales. No operan solamente intereses racionales o disciplinarios; también prácticos, económicos, doctrinarios, religiosos, creenciales.

La bioética se presenta como *intento de armonización o integración de discursos morales y epistémicos.*

Como su basamento es dialógico (multilógico), no deriva su legitimidad del monólogo derivado de un sistema filosófico único, monolítico o coherente con la obra de un pensador o una escuela.

Depende de las opiniones de quienes una decisión afecte. Las decisiones son legítimas en la medida en que quienes son afectados por ellas reconocen y aceptan su imperio. Así como la ley es expresión de la voluntad de la nación, la decisión *bioéticamente fundada* expresa la voluntad de los "interesados" (*stakeholders*).

Esta aseveración exige definir quiénes constituyen "grupo relevante", los modos de su demarcación, la importancia de sus tradiciones o creencias, sus modificaciones, entre otras preguntas. Suele emplearse la voz *cultura* para señalar diferencias entre colectivos humanos. Sería lo distintivo, propio e identitario en un grupo

La solución adoptada para armonizar racionalidades, discursos y sensibilidades es la deliberación grupal, el comité. Se espera que la multiplicidad de opiniones reemplace o complemente la argumentación y enriquezca la deliberación para tomar decisiones. El contexto plural garantizaría legitimidad. Es un sentido de democracia. También señala las posibilidades de su corrupción. Bajo la apariencia del diálogo hay a veces afán autoritario e imposición de perspectivas. También existe la seducción de los argumentos populistas y demagógicos. La deliberación en el comité no debiera ser asunto de mayorías numéricas sino de deliberaciones y convicciones argumentadas.

Todo comité vive *momentos teleológicos y momentos deontológicos* en la deliberación. Se oscila entre *Gesinnungsethik* y *Verantwortungsethik*, expresiones de Max Weber, convicciones y responsabilidad. La argumentación puede pasar de la afirmación apodíctica a la ponderación de las consecuencias, según diversos factores de la dinámica grupal.

A ellos debe agregarse un "momento hermenéutico" que caracterizamos como *interpretación* en el tiempo narrativo del encuentro: Creación de trama y narración en el círculo mimético ricoeuriano, que incluye prefiguración (Mimesis I), configuración (Mimesis II) y refiguración (Mímesis III) (Ricoeur, 2007).

La mentalidad bioética debe incluir los momentos de *explicación, comprensión e interpretación* usando la *imaginación*. Esta no es fantasía ni desbocada ausencia de referencias sino un práctico y "aplicable" juego de "semánticas morales". Aplicables son las decisiones o moralejas "situadas" en el plexo de las acciones posibles y narrativamente satisfactorias (Lolas, 1996b). Aplicado quiere decir *situado*. Situado quiere decir "inter-pretado" (inter-puesto), colocado "entre" los distintos discursos, en la circunstancia global. Esto supone ir más allá de la comprensión. "Posicionar" los hechos y eventos en el contexto (la circunstancia orteguiana, el *Lebenswelt*, el mundo humano) es darles un lugar en la vida real.

2. Experiencia y Perspectiva hermenéuticas

El problema de la praxis *bioéticamente orientada* (fundada en el discurso bioético) es la *armonización* o *integración* de discursos. Es comprender (*logoi diadonai*) las creencias, expectativas, convicciones de otros diferentes.

No bastan admoniciones a la buena voluntad (*der guteWille* de Kant). No es suficiente apelar a la tolerancia. Tampoco vindicar o reivindicar la democracia como procedimiento universal para regir, dirigir o actuar. Aunque es recurso cosmético habitual, no sirve en la práctica.

Es necesario un conjunto de métodos elaborados en una reflexión crítica, cuya fundamentación supere una preceptiva simple al modo de un "*cookbook*". No existen guías universales para conducir las negociaciones, por más que algunos gurúes de la empresa y la economía las preconicen. En el ámbito de la ética se trabaja no con hechos sino con interpretaciones, infinitas, de los hechos.

Con el advenimiento de la mentalidad principialista y sus aplicaciones en la neo-bioética estadounidense (la que sucedió a la precursora invención de Fritz Jahr de 1926) tiende a imperar una orientación "tecnomórfica". Se supone que personas "acreditadas" tomarán decisiones morales según una preceptiva profesional semejante a la del analista económico. Los comités deben demostrar experticia y experiencia. Un crudo criterio de eficiencia ve en la "aplicación" una comparación con códigos o prácticas y suele ignorar el anclaje de toda opinión en las pre-concepciones de la tradición y el lenguaje natural. O, lo que es peor, ignorar la dimensión "estética" de todo juicio de "*recta ratio agibilium*", que si bien puede no tener un "*methodus*" público sí tiene un "*modus*" único de proceder, que puede ilustrarse y depurarse en el ejercicio de la deliberación.

Aquí entra el concepto de hermenéutica.

En sus usos bioéticos, debe ampliarse desde su clásica acepción de *Textauslegung*, de *ars bene dicendi* y *ars bene legendi*, "textificar" las acciones y la praxis humana. Decirlas, hacerlas lenguaje (Lolas, 2009).

Subtilitas intelligendi, subtilitas explicandi y subtilitas applicandi, más que preceptiva de cómo hacer son formas de racionalidad práctica que indican qué buscar, cómo hacerlo y evitar malentendidos, tarea que Schleiermacher asignaba a su versión de hermenéutica, que sigue siendo actual (Muñoz, 2021). Esta se orientaba a descifrar intenciones y motivos del creador del texto, incluso lo que no pensó o anticipó.

Es precondición que ello sea *textificable*. Esto es, verbalizable. El ser que importa, dice Gadamer, es el ser verbalizable, pasible de expresión lingüística (Gadamer, 2003). Este proceso, aplicado a lo que no es verbo ni escritura, es textificación. Esto no hace justicia a la profunda noción de "lingüisticidad esencial" del mundo humano. Va más allá de concebir al lenguaje como simple instrumento de la razón. Asume la diversidad de lenguas sin suponer que ellas son simplemente formas distintas de aproximarse a una misma realidad. Cada lenguaje crea formas de vida, existencias distintas, realidades diversas. El juego lingüístico se expresa en *formas de vida.*

El acto y el ademán tienen un *logos* icónico que debe transmutarse en verbo. A través de la palabra se manifiesta a la conciencia y es susceptible de comunicarse racional y razonablemente. Esto significa que *dar razón* y *justificar*.

Puede haber gran elocuencia en un cuadro. Producir fuertes emociones. Hasta modificaciones conductuales y espirituales. Pero queda confinado al espectador y no se comunica. Para comunicar sus efectos estos deben convertirse en texto: el lenguaje es vinculación social que sobrepasa al individuo y su mundo íntimo de emociones y significaciones. Se debe justificar, dar razón. Se parece a fundamentar, pero no es lo mismo.

Puedo *fundamentar*, *explicar*, por qué una experiencia mía se produce. Para *justificar* que se haga universal debo recurrir a razones, creencias, tradiciones, costumbres, que la legitimen en un contexto. Yo soy yo y mi circunstancia, escribió Ortega y Gasset. Mi circunstancia no es simplemente el *Umwelt* del animal, lo inmediato como desafío y satisfacción. Es el *Welt* de la vida humana. *Lebenswelt*. Y este *Lebenswelt* se constituye con *Sprachspiele*, con juegos de lenguaje, formas de decir y decirse (Betancur, 2017).

Justificar requiere aludir a una máxima o norma aceptable para otros. Se sitúa en lo público e interpersonal. La justificación exige interpretación, conocimiento de intereses, "situatividad" del juicio. Interpretar es situar y aplicar.

El discurso solipsista del *cogito* no basta para comprender. Es necesario pasar por las concreciones públicas de la interioridad. El "sí mismo como otro" (Ricoeur, 1996) exige algo universal, un relato, unos mitos, basados en lenguaje y narraciones. Son públicos, se cuentan a otros mediante signos y símbolos entendidos en comunidades de hablantes. Preexisten a cualquier individuo, pues el lenguaje no lo crea el hablante. En el lenguaje "se está".

La hermenéutica de productos y procesos sociales es esencial en el discurso bioético si este ha de justificar decisiones. Según Ricoeur, para entender a los seres humanos no basta con recurrir a la interioridad (o la conciencia individual). Demanda un momento público, interpretativo, se ancla en narraciones. Estas incluyen temporalidad. Para entender y dar coherencia a lo vivido debe distinguirse la *mismidad*, idéntica a sí misma, de la *ipseidad*, que mantiene lo estable en la diversidad que produce el tiempo.

La narración puede ser *histórica* o *de ficción* según el juego imaginativo; en el primer caso intenta reconstruir una verdad y en otros propone variantes imaginativas que por coherencia y verosimilitud semejan una vida real o realizable. La narración histórica (y quizá la científico-natural) es referencial; refiere a una realidad que sobrepasa la articulación presente del relato y puede tener otras formas descriptivas o interpretativas. La ficción es autorreferente. Su verosimilitud depende solamente de la habilidad con que las variaciones imaginativas dan cuenta con coherencia y armonía de un mundo que se refiere solamente a sí mismo. Esto significa que referencia y sentido se pueden disociar. Puedo descubrir el sentido de una narración ficticia sin necesidad de ninguna referencia a algo real, solamente por juegos de imaginación.

La propuesta hermenéutica incluye, siguiendo a Ricoeur, un juego lingüístico o un juego de habla que manifiesta una forma de vida. Por ser expresión de un modo de convivir es buena o admisible para las personas. Se manifiesta siempre en un relato, una narración articulada.

Bioética narrativa es bioética hermenéutica. Y es al mismo tiempo bioética comprensiva pues intenta dar referencia o sentido al texto final de las acciones y las decisiones que se fundamentan y/o justifican.

3. El proceso hermenéutico

En el proceso tomamos la idea de las tres Mímesis de Ricoeur. La mímesis I es *prefiguración* (prejuicio, pre-lectura, apropiación de modos de existencia). La mímesis II es *configuración* en una trama, un *mythos*, que tiene sentido por tener comienzo, final, intención, significado. La mímesis III es *refiguración*, confrontación de horizontes (*Horizontsverschmelzung*) que permiten al "lector" o receptor poner en contacto y contrastación lo recibido, la trama, con su propia realidad vital.

Mímesis es *Representatio*, re-presentación, volver a presentarse lo visto y experimentado en el complejo de las propias vivencias.

De allí se configura un "círculo mimético" que da lugar a otras narraciones y produce nuevas formas de praxis.

La prefiguración no solamente se basa en textos o producciones verbales, aunque sea en esta forma como entran al proceso. Deben incluirse aquí los distintos tipos de praxis: teleológica, estratégica, normativa, dramatúrgica, comunicativa. Se traducen a lenguaje antes de entrar al proceso mimético. *Mimesis praxeos*, la imitación o reflejo de la acción. Más que espejo inerte, toda representación es re-creación. Es interpretación, pues no hay "hechos", solamente interpretaciones, como enseñó Nietzsche.

Es este el material del pre-juicio, de la pre-lectura. La moral se basa en juicios en esta etapa pre-lingüística, pre-verbal, espontánea, emocional. Es tradición, con la que empieza el diálogo hermenéutico bajo la forma de configuración de la narración. Para hacerse ética hay que "dar razón", explicitar, explicar y comprender. Comprender ante todo las diferencias y discrepancias, las discordancias configurativas.

Buscar la concordancia en la discordancia es tarea de la *configuración,* siempre anclada en una circunstancia. Objetiva, de hechos y cosas. Temporal, de situaciones que cambian. El sí mismo debe hacerse otro para entender. Y debe hacerse otro en el lenguaje de otros. El juego de lenguaje de la ética es intersubjetivo. Se trata de un "multílogo", un diálogo polifónico, de muchas voces, de muchos intereses, de muchos objetos de conocimiento, de muchas realidades y circunstancias.

La construcción de la trama en el proceso de configuración debe presentarse para su refiguración por los destinatarios, los lectores, que son quienes hacen eficaz y actuante la narración. Ellos descubren la intencionalidad y la confrontan con sus expectativas, deseos y creencias. Enriquecidos con esa experiencia mimética, pueden iniciar otros ciclos de prefiguración, configuración y refiguración. Tras la fusión de perspectivas se produce un horizonte de esperanzas y nuevos campos de experiencias posibles. *Erfahrungsraum,* campo de experiencias, y *Erwartungshorizont* (horizonte de expectativas o esperanzas) fueron las clásicas categorías con que Kosselleck (1993) quiso entender la historia humana.

Si esto es simple recomendación metodológica o apuesta ontológica, que manifiesta el ser de lo humano en forma inédita, es algo que debe investigarse. Esto apunta a la "objetividad" de la reconstrucción hermenéutica. Si alude a un mundo de idealidades más allá de toda creación humana o si configura un espacio de unicidades que suponen universalidad ideal es algo que merece estudio. Usar palabras es siempre valerse de su significado comunitario, pero en contextos cambiantes, de modo que cada uso es creación inédita pues obedece a la situación en otra circunstancia o momento. Nunca se significa exactamente lo mismo con la misma palabra, como nunca se baña uno dos veces en el mismo río.

En opinión de Thaning (2015), quien recuerda que para Gadamer toda hermenéutica es diálogo con una tradición, lo crucial en la construcción de significados no es necesariamente la interpretación sino el autodescubrimiento y la autopresentación (*self-presentation*). Esta *Selbstdarstellung* se modifica en el trabajo hermenéutico; el lector ya no es el mismo después de la experiencia. Es otra persona, modificada por el esfuerzo de comprensión. Tiene ipseidad pero no mismidad. Es un sí mismo convertido en otro (Ricoeur, 1996). La *phronesis*, prudencia, es tanto método de la praxis como virtud de la reconstrucción de sí mismo con base en la experiencia, que siempre es confrontarse con situaciones diversas, vivir muchos contextos distintos, exponerse a alternativas y saber extraer de esa historia de "exposiciones", refiguraciones y alternativas una suerte de sapiencia empírica que puede iniciar, enriquecidos, nuevos ciclos de mímesis creadora.

La bioética dialógica, hermenéutica, es una *praxis reconstructiva* de la vida moral, justificando decisiones vitales que pueden ser válidas en la universalidad de un lenguaje compartido como narraciones, ficcionales o históricas. La pragmática liga lo hablado con quienes hablan.

Como la praxis narrativa (que prefigura, configura y refigura) es siempre referencial. Refiere a formas del mundo de la vida caracterizadas por diversos juegos de lenguaje y por redes conceptuales que les dan coherencia y verosimilitud. Esta red conceptual en la esfera ética está conformada por valores y principios. Las decisiones y narraciones "refieren" a valores y principios que "dan sentido" a las narraciones. Los valores son universales de sentido.

La hermenéutica bioética es una forma de diálogo que refiere al mundo de los valores y obtiene de ellos objetividad en el sentido de acuerdo intersubjetivo. Distinto del consenso de "*facts*" e interpretaciones que configuran la ciencia.

Remiten además a un "sujeto colectivo" que puede construir narraciones históricas con tramas significativas para una identidad suprapersonal. Que es lo que se dificulta en la analítica del *Dasein* heideggeriano (una fenomenología hermenéutica o hermenéutica fenomenológica confinada al ser en el mundo, que percibe su muerte y tiene la *Sorge* como elemento fundante). La *Sorge* comunitaria no se ve sino en derivativos como el temor o la esperanza pública, pero aquí buscamos una narración suprapersonal con legitimidad social.

4. El fundamento narrativo

La narración es un paradigma bioético que supone la creación y compartición de horizontes de inteligibilidad y justificación, precondiciones de todo diálogo (o multílogo). El diálogo, el ser con otros ("no hay yo sin nosotros", decía Herbart) no se agrega al sujeto aislado cartesiano sino que está inviscerado, embebido, incorporado en su misma constitución. Hay ética solo en las relaciones entre humanos. Las éticas animal y ambiental son derivaciones que significan algo solamente en relación con otros seres humanos.

Lo verbal es central. No es crucial "pienso, luego existo" sino "digo que pienso, luego existo". Fue el epígrafe de mi libro *Más allá del cuerpo* al fundar la salud como una narrativa del sí mismo en acuerdo con la sociedad que rodea al individuo (Lolas, 1997). La salud es construcción narrativa, es hacer una trama biográfica sana según el lenguaje del cuerpo, de la sociedad, de la ciencia. Es una narración polifónica, en primera, segunda y tercera persona, como las narraciones de la muerte y del vivir, que siempre se basan en esa tríada, que es la clásica tríada psicofisiológica de que solía hablar, pero ampliada más allá del simple recurso metódico para entender procesos de invención individual.

La fluidez y la ambigüedad de los juicios morales se atenúan cuando se consolidan en textos, los cuales, sin embargo, exigen siempre una postura interpretativa, abierta a sus múltiples significados, lo que muy bien conoce la tradición jurisprudencial y la hermenéutica jurídica. Textos aparentemente tan categóricos como la Declaración Universal de los Derechos Humanos no escapan a la impronta cultural de su generación y ámbito de aplicaciones. Tampoco a la interpretación sesgada y a su instrumentalización en aras del poder y la dominación.

La consecuencia general de una perspectiva hermenéutico-narrativa es la duda permanente y la apertura hacia infinitas lecturas, actitudes y conclusiones. Bien se haría en considerar como aportes a desarrollar las nociones de "círculo mimético" y de "interpretación" antes de condenar o aceptar posturas bioético-políticas que a menudo muestran ideología (en el sentido de falsa conciencia) y sectarismo.

5. La Realidad se constituye en Percepción y Movimiento

Una referencia al *Gestaltkreis*. El círculo de la forma de Viktor von Weizsäcker es un buen modelo para entender la acción humana, que configura la realidad y se modifica a sí misma por la percepción (Weizsäcker, 1997). Percibir y actuar son momentos de un mismo acto vital. Prefigurar, configurar y refigurar son formas de lo mismo. Y el círculo mimético es otra forma de expresar el *Gestaltkreis*. Después de un proceso de experiencia mimética las personas adquieren prudencia y pueden tener mejor experiencia y experticia, perciben mejor, prefiguran distinto y configuran atendiendo a los requerimientos de la sociedad que comparte los valores. El ser prudente es aquel por el cual existen los valores como existenciarios esenciales y no simples factores existenciales.

La realidad no es causa de la percepción ilustrada por la experiencia. Es su producto.

La "*mimesis praxeos*" del prudente, que inicia la prefiguración, no es igual a la del ingenuo o del niño. Contiene un sedimento de narraciones ya entendidas, incorporadas, historiadas. De allí el valor de la experiencia.

La "narración bioética" que se configura en el comité es una narración grupal, polifónica, fruto de una colaboración multilógica. De allí se abren posibilidades de investigación: cómo se conforma una trama cuando hay múltiples "autores", cómo se conforman sus percepciones temporales cuando pueden ser discordantes entre los distintos contribuyentes a la configuración de la Mímesis II.

Un problema es evitar el peso relativo de las distintas "voces" y decidir si cada voz de la polifonía tendrá el mismo valor, la misma resonancia, el mismo eco. Acá intervienen factores pragmáticos. Más allá de qué se dice y cómo se lo dice, en el multilogo social (y bioético) importa "quién" lo dice, la autoridad o el liderazgo del hablante, de la persona (natural o jurídica, profana o santa) para arribar a la decisión bioética. Esta es como una sentencia. Y como las sentencias, las moralejas o los cuentos debe tener sentido y referencia, ser un relato convincente por verosímil y armónico y producir satisfacciones de completitud al lector. Hacer sentido y tener sentido pueden ser momentos históricos en un texto, que tiene sentido pero al mismo tiempo configura una semántica moral pues abona con nuevas aristas de significado las palabras y las expresiones que usa. Así, la jurisprudencia o la historia decisional de un grupo tienen sentido en la medida que configuran y moldean la imaginación moral de futuros hablantes y lectores. Se hacen interpretación y por ende aplicación aplicable porque "sitúan" el relato en contextos que pueden variar.

¿Debe asignarse a algunos miembros del grupo el papel de *magister interpretandi*, otorgarle la *subtilitas intelligendi, explicandi y applicandi* en forma preeminente? Quizá a eso se alude cuando se reconoce la experiencia de alguien, su mejor manejo de los recursos narrativos, su dominio del círculo mimético de modo convincente.

La hermenéutica, desde Dilthey, es el "*organon*" de las ciencias del espíritu, cuya finalidad es la comprensión de sentido y la determinación de objetividades históricas.

Pero como actitud, experiencia y praxis, es esencial en cualquier proceso cognoscitivo o decisional. Incluso las ciencias duras empíricas no basan su legitimidad solamente en la pureza metódica. Hay una reflexión previa a su ejercicio que justifica y fundamenta su uso en la vida social, indica qué del conocimiento es relevante y considera factores de la vida práctica no siempre racionales.

La hermenéutica es una forma de filosofía moral traspasada de lingüisticidad, no solamente un método de comprensión e interpretación. Pues interpretar es ya situar, aplicar y concretar decisiones vitales de personas y grupos en el plexo complejo de la vida humana total.

Hacer de la bioética una experiencia hermenéutica supone armonizar *Erklären* y *Verstehen*, ideas que provienen de Dilthey (2015) y apuntan a la tradicional distinción entre ciencias de la naturaleza y ciencias del espíritu, que en el nuevo modo del reflexionar y deliberar deben armonizarse, con *Interpretieren*, que es más que comprender. Significa "situar" lo comprendido en una malla mayor de significaciones, concretar lo explicado y lo entendido en una "aplicación" a la vida normal.

Este es el sentido del giro aplicativo de la hermenéutica gadameriana. No "bajar" una idea a lo concreto. Partir de la tradición en la cual estamos inmersos –como espectadores y como actores– y poner en acción lo que aprendemos de la confrontación de horizontes con "el otro". El otro puede ser un texto, una imagen, acciones de personas. Es la otredad apropiada, hecha propia. Tal es el sentido de aplicación y base de ese tercer momento de Interpretación, que completa la alusión al todo y las partes en una aproximación integradora y en una perspectiva de narración.

De narración, sin duda, por el "afán de completitud" o de "completación" que siempre nos invade frente a las historias que nos cuentan o que nos contamos. Necesitamos cerrar y concretar historias. El círculo hermenéutico es un círculo mimético que es lo mismo que decir, con Ricoeur, un círculo narrativo. La sensación de satisfacción y de hacer bien hecho que nos invade equivale a la "buena conciencia" y es un placer estético tanto como moral.

El modo hermenéutico-narrativo es el modo de la meta-bioética del futuro.

6. Bioética Reflexiva. La mirada a los textos propios de la Disciplina

Kuhn demostró que también en las ciencias empíricas se instalan *tradiciones* (la ciencia normal y sus "paradigmas") y revoluciones (el descubrimiento o la invención) (Kuhn, 1962). El diálogo con esas "tradiciones móviles" de las ciencias físicas naturales es también una tarea hermenéutica, sin la cual no podría hacerse el juego de lenguaje que significan la innovación y la invención. Siempre ello supone transformación, pues los conceptos forjados como términos técnicos se llenan de nuevos significados, al tenor no solamente de lo empírico que conjuran sino de lo que permiten anticipar de nuevas posibilidades de observación.

Las posibilidades se abren también para el examen de los textos en que se expresa la ciencia o la bioética.

Descubrir qué temas y qué retóricas se emplean, manifestar los significados latentes de la producción escrita puede enseñar mucho sobre los modos y modas de la bioética. Así como la "ciencia" se construye basada en textos cuya artesanía dista mucho de la imagen heroica transmitida por la tradición (Latour, 1987), también las disciplinas se van construyendo y consolidando mediante textos que definen retóricas, pragmáticas, audiencias y formas de influencia social. La cientificidad tiene sus "azares" y ellos siempre aluden a modos diferentes de construir realidades (Lolas, 1985). No debe extrañar que haya muchas bioéticas y cada una se formule desde una perspectiva diferente, dogmática o no.

La contribución orteguiana más fundamental es la idea de "razón vital" y la tesis del punto de vista. La razón vital complementa la razón silogística. Permite entender lo visto y experimentado desde dentro, desde la situación existencial concreta. Que siempre tiene "punto de vista", perspectiva.

Tales son algunas de las dimensiones en que cabe expandir la dimensión hermenéutico-narrativa de la bioética para convertirla en discurso útil para plantear, resolver (y cuando eso no se pueda, al menos disolver) los problemas planteados por la diversidad humana, las distintas racionalidades y la omnipresente discrepancia.

Quede para otra ocasión expandir estas consideraciones a la vasta y compleja área de la deliberación narrativa, que *no se basa en convencer por razones sino en incitar ejemplos*, parábolas y fábulas, que desde siempre han sido cantera de convicciones morales.

Capítulo 11

Salud, medicina y derecho: Aporías del discurso bioético

Introducción

El desafío de los tiempos actuales no es tener más ciencia y más técnica sino mejor ciencia y mejor técnica al servicio de la humanidad. Tal vez la vieja utopía de Francis Bacon, resumida en la expresión "conocimiento es poder", refleja el anhelo de que ese poder humanice y mejore la condición humana. Una auténtica dimensión antropológica para las profesiones no es delicuescente sentimentalismo; tampoco pseudociencias y "holismos" que de cuando en cuando pregonan iluminados gurúes. Se precisa sobria comprobación de límites. Límites del saber, límites del poder y límites de la intervención sobre los asuntos humanos. Límites, que no limitaciones, pues cuando son legítimos, esto es, aceptados por consenso, no son impuestos sino aceptados, para lo cual se necesita el diálogo.

1. La Medicina Científica y los albores de la Medicina Antropológica

En 1992, en un volumen sobre ciencias sociales y medicina, se abordó las transformaciones de la medicina y el contraste entre la tradición biomédica, alopática o científica, y las ciencias sociales, a veces antagónicas al llamado modelo médico (Lolas, 1992).

Se recuerda el informe de Abraham Flexner de 1910. Su impacto sobre la educación médica en Estados Unidos llevó a la eliminación de formas de medicina consideradas no científicas y redujo el número de escuelas médicas. Condenaba al olvido o la marginalidad la quiropraxia, la homeopatía y la osteopatía, insistiendo en el *ethos* "científico" que Flexner admiraba en la tradición alemana.

Flexner era educador. En Louisville, Kentucky, había organizado un colegio y ganó reputación de innovador, lo que movió a la Fundación Carnegie a pedirle evaluar la enseñanza de la medicina en Estados Unidos. Como no era médico, las resistencias serían menores. En la universidad Johns Hopkins ya existía un grupo progresista, con expertos como Welch y Osler. Este último, canadiense, después de 1905 sería nombrado *Regius Professor* de Medicina en Oxford, y destacó que el arte médico debe integrar la *ecuanimidad* para ser plenamente eficaz.

El Informe Flexner destacó que la medicina debía ser científico-natural. Pasar de un simple arte a una disciplina con leyes inmutables. Tal era el credo de la medicina alemana, la más prestigiosa en Europa a comienzos del siglo XX. Paralelamente se desarrollaba otra vertiente, no hegemónica, destacando los fundamentos antropológicos del arte de curar, aparecía el psicoanálisis y se aceptaba que la medicina no solamente es ciencia natural sino también ciencia social. Rudolf Virchow, el fundador de la patología celular, afirmaba que muchos problemas de salud no los resuelven las ciencias fisiológicas ni la racionalidad instrumental. Hacia 1926, Viktor von Weizsäcker fundaba la *medicina antropológica* y concebía una *medicina política*, subrayando una perspectiva que integrara las condiciones sociales y las regulaciones jurídicas (Lain Entralgo, 1950).

La reforma Flexner significó asentar la formación médica en las ciencias experimentales. Tendió a silenciar las dimensiones interpersonales del cuidado y la promoción del bienestar no avaladas por evidencia empírica, como entonces se la entendía. La medicina enseñable era una bioquímica, una fisiología y una física aplicadas al organismo humano.

Tal espíritu de la medicina colapsó en muchos frentes: insatisfacción de pacientes tornados "impacientes" al ver insatisfechas sus demandas. Destacaba Von Weizsäcker en 1926 que las personas acuden al médico no solo para saber qué tienen sino para preguntar quién soy, por la necesidad de escucha y ayuda. La *Gegenseitigkeit* (reciprocidad) era piedra angular de la introducción del sujeto en la medicina y la biología; la complementaría Paul Christian con la noción de *bipersonalidad*, fusión de subjetividades en tareas comunes (Christian y Haas, 1949) Se criticaba la insuficiencia de las estructuras sanitarias, segmentadas por saberes médicos (especialidades) y no basadas en demandas de las personas. La teoría médica no respondía a estas, si bien la práctica, basada en la experiencia, siempre ha sido integradora, holística, psicosomática (o como quiera llamársela). Las teorías científicas escinden a las personas y sus malestares según cánones ajenos a la vida, con una racionalidad instrumental que fragmenta, simplifica y reduce. Para investigar la vida, decía Von Weizsäcker, se debe participar en ella y no mirarla a través de los lentes de las disciplinas científicas que reducen lo humano a biología, bioquímica o física.

La adopción de la medicina alemana por la enseñanza médica en Estados Unidos ocurre en 1910, antes de la crisis europea de las ciencias y las artes, en ese periodo turbulento pero fértil en innovaciones que medió entre las dos guerras mundiales. En Alemania el clima espiritual de la República de Weimar, con inestabilidad económica y política, crisis mundial y el sentimiento de derrota que experimentó el pueblo alemán, no impidió una reformulación de las ciencias, las artes y la medicina. Cabría destacar la creación del vocablo *bioética* por Fritz Jahr, casi el mismo año en que Viktor von Weizsäcker inauguraba la *medicina antropológica* acogiendo el psicoanálisis en una forma vista con escepticismo por el mismo Freud, al cual Weizsäcker escribiera a propósito de su obra *Körpergeschehen und Neurose*, de 1933 (Lolas, 2012).

Los conceptos nucleares de lo que Laín Entralgo llamara "escuela de Heidelberg" incluyeron la reintroducción del sujeto en la medicina y la biología, dotando al vocablo *vida* de una acepción cercana a la de *sentido*. La *Gegenseitigkeit* (reciprocidad), luego reformulada como Bipersonalidad por Paul Christian, fundaba un arte médico "personalizado" en el encuentro (*Begegnung*), considerado *Urszene* (escenario original) de la medicina. Aunque sin impactos institucionales, estas ideas manifestaban la crisis de la medicina y las ciencias en Europa, reflejada en la sensibilidad filosófica de Scheler, Husserl, Löwith y algunos médicos que reformularon lo vital como "radical existenciario" de lo humano. Max Weber, con su noción de *Entzauberung der Welt* (desencantamiento del mundo) contribuyó a explicar las tensiones doctrinales e institucionales (Weber, 1996). La oposición de Karl Jaspers y Kurt Schneider cuando Mitscherlich y Weizsäcker propusieron introducir el psicoanálisis en la universidad de Heidelberg mediante una psicosomática de rasgos imprecisos da cuenta de dilemas no resueltos. La herencia del kantianismo que, como el cartesianismo, contribuyó a la dicotomización de las miradas, separando la pura razón del acontecer natural, fue motivo de profundas disquisiciones y produjo una crítica que reclamaba perspectivas integradoras. Esto es distinto de lo que después la medicina norteamericana presentaría como *modelo biopsicosocial*, postura caracterizada por yuxtaponer *métodos*. Aquella intentaba instaurar un *modo* de concebir la medicina, una hermenéutica fenomenológica que también dejó impronta en la psiquiatría.

Las ciencias se distanciaron de lo teórico por el positivismo lógico y las aportaciones del Círculo de Viena; en opinión de Weizsäcker (1997), la medicina se hizo mecánica del cuerpo y se desespiritualizó su práctica. Para algunos, la filosofía debía subordinarse a las ciencias empíricas, ser meramente teoría del conocimiento. A propósito del juicio de Nürenberg (1946-47) a los médicos y científicos nacionalsocialistas, observa Weizsäcker que en el banquillo de los acusados no solamente se sentaron personas sino especialmente el espíritu de una medicina objetivadora que reducía lo humano a algo ajeno a la vida espiritual. No es este el sitio para discutir este tema; quede señalada la dirección de su pensamiento y sus ideas sobre una antropología médicamente fundada, intentando superar la crisis de legitimidad de las ciencias, la racionalidad instrumental y la aparente neutralidad valórica de su ejercicio. Debe recordarse que la expresión *Wertfreiheit* (libertad valórica) de Max Weber no equivale a *Wertneutralität* (neutralidad valórica), sentido erróneo en que se la interpretó. Weber quería insinuar que el científico debe tener una perspectiva no comprometida; en modo alguno una abstención en lo valórico, que lleva a la falacia naturalista, por un lado, y por otro a la confusión entre lo realizable o factible y lo éticamente justificable (Lolas, 2010).

2. Para una definición de la salud

Las personas padecen todos los días. A veces limitaciones corporales, menoscabos de las capacidades físicas, inquietudes, agobios, dolores repentinos e inexplicables, síntomas vagos, aprensiones sobre el presente y el futuro.

Suele decirse que una persona sana es simplemente una persona enferma que ignora su condición. En nuestra era técnica, sano es un enfermo insuficientemente estudiado. Cualquier individuo mostraría anormalidades en más de alguna medición instrumental, transitoria o permanentemente.

Cuando se contrasta la salud "objetiva" (normalidad estadística) de las máquinas, con la "subjetiva", del bienestar personal, se observan discrepancias. Personas sin quejas pueden tener graves enfermedades. Sujetos quejumbrosos no muestran alteraciones físicas demostrables. Distinguimos entre *sentirse enfermo, tener una enfermedad y ser considerado enfermo.* (En inglés, *illness, disease, sickness*).

Las imprecisiones de la definición canónica de la Organización Mundial de la Salud (OMS), promulgada en 1948, son manifiestas.

Primero, el estado de total bienestar que propugna es un nirvana y una plenitud raramente alcanzables, si es que se puede, en contados momentos. Lo que define es la felicidad. Cuando se exige como derecho plantea dificultades.

Ignora, como declaración desiderativa y aspiracional, las condiciones que harían posible la plenitud. Es pura utopía; acercarse al estado ideal depende de factores económicos y sociales. Hay muchas "saludes" no comparables; dependerán de lo que es factible en un lugar y momento determinados. Tomar como modelo lo que ocurre en algunas sociedades no sirve y lleva a falsas esperanzas sobre lo que es posible o deseable.

La definición canónica (salud = bienestar = felicidad) no identifica al sujeto. ¿Se trata del individuo, de la sociedad toda, de grupos especiales? En sociedades en las cuales el individuo no es necesariamente la persona socialmente válida esta definición es poco comprendida. Hay sociedades en las que el individuo es incomprensible sin una ligazón estrecha con los demás. Esto también es válido incluso en las sociedades occidentales, aquellas de las multitudes solitarias, porque siempre las personas están constituidas por otros: se es padre, hermano, discípulo, amigo/a. Algo que la medicina dialógica de Rof Carballo (1962), inspirada en la antropología médica alemana, destaca a cada instante. El individuo, aparente poseedor de autonomía, es una abstracción cómoda con fines analíticos; suele ignorar que toda enfermedad existe en una relación, no solo en su dimensión patoplástica o expresiva sino también patogénica. Y la patogenia deriva de otras personas, del sistema social, de la moralidad.

La definición nirvánica ignora un factor que casi todos los axiomas sobre la naturaleza humana tienen por obvio: la proyección hacia el futuro. Esta perspectiva proléptica, anticipatoria, no es solamente una peculiaridad de los espíritus ansiosos o hipocondríacos. No se justificaría la prevención si no se incluyera la noción de *riesgo* (probabilidad de daño, real o imaginado) que siempre apunta al futuro. En la idea de *wellness* se complementa la definición canónica de salud con la idea de que estar bien supone un *ever expanding tomorrow*. Que me sienta bien hoy me permite esperar, y exigir, que también mañana lo estaré. Se tratan muchas condiciones asintomáticas no por el menoscabo presente sino por el riesgo de futuros trastornos. Y la *medicina del deseo* hace esperar que se derrotará la vejez, la mala fortuna y las limitaciones en algún futuro. La idea de una "frontera sin límites" (la frase es de Vanevar Bush referida a la ciencia estadounidense de posguerra) es causa y consecuencia de la insuficiencia de los sistemas sanitarios para responder a expectativas y explica sus reiteradas crisis. Como de educación y riqueza, nunca de salud se tiene suficiente.

Reemplazar la idea de salud por *wellbeing* parece una solución. Pero este *bien-estar* no es un *bien-ser*. Es transitorio, subjetivo, multidimensional, dinámico y paradójicamente complejo, pues de algunas cosas es bueno tener mucho pero otras es mejor que falten.

En la plenitud o totalidad, base de la idea de salud, intervienen muchas voces y lenguajes con muchas retóricas y muchos hablantes.

Considerando estas perspectivas la idea de *wellness* es plenitud anticipatoria de personas y entornos (yo y mi circunstancia, diría Ortega) y la de *wellbeing* sensación individual de bienestar.

La Salud –con mayúscula– puede predicarse del alma, de la sociedad y de las personas. La vieja universidad, con sus tres facultades: teología-salud del alma, derecho, salud de la sociedad, y medicina, salud del cuerpo. Es cierto que la *medicina mentis* puede ser la reflexión y la filosofía, no necesariamente la trascendencia teológica. Y que la *medicina corporis* es una abstracción que considera tanto la subjetividad encarnada del *Leib* como la mecánica armoniosa del *Körper*. Esto es, del cuerpo que *soy* y del cuerpo que *tengo*. En situaciones especiales –por ejemplo el dolor– entran en una dialéctica iluminadora. Yo *tengo dolor* pero *no soy* ese cuerpo dolorido. O soy un individuo dolorido con un cuerpo indemne. Base para usar el pleonasmo "salud mental" cuando se aíslan la subjetividad y la cognición emocional del cuerpo entero.

No se olvide que para Rudolf Virchow, fundador de la patología celular, la medicina era (también) una "ciencia social". La medicina es como la *política del cuerpo*, la política es *medicina de la sociedad*. Ideas que merecen examen y reflexión.

3. Sobre el Discurso Bioético

Independientemente del uso y abuso de la palabra *bioética* en el siglo XX, primero en los años 1920 (Jahr) y luego en los 1970 (Potter y Hellegers), repetir lo del estudio de las repercusiones éticas y la relación entre *bios* y *ethos* no ayuda. Mejor es concebir procedimentalmente lo bioético como el *uso del diálogo y la traducción interdiscursiva para formular dilemas que aquejan a las personas y las sociedades y buscar a través de la integración de perspectivas, si no la total resolución, al menos la disolución de tales dilemas en la convivencia.*

Lo aporético deriva de que se necesitan principios, pero no siempre se puede escoger o inventar los más aplicables a la situación. El principialismo sirve para resolver conflictos; es poco fértil para plantear nuevos problemas o disyuntivas. Al usar el mantra de Georgetown (autonomía, beneficencia, no maleficencia y justicia) debe invocarse otros (como reciprocidad y solidaridad).

Una aporía es un problema sin solución aparente. La más crucial de las que enfrenta el discurso bioético, en tanto procedimiento para arribar a decisiones razonadas y razonables, es que muchas de sus conclusiones posibles ya están definidas por el marco jurídico. Discutir sobre el comienzo y el fin de la vida cuando ya hay legislaciones vigentes supone pedir su reemplazo o derogación. Si bien esto es posible y ocurre, la fluidez de la deliberación bioética se ve limitada por las normas jurídicas. Una de las ventajas de la postura bioética rectamente concebida es "experimentar" con distintas formas de plantear los problemas y "ensayar" soluciones no necesariamente vinculantes. En nuestras conclusiones comentaremos las principales aporías del discurso bioético. Lo cual requiere, sin embargo, un examen de la mentalidad profesional, pues es allí donde se ejecutan los actos deliberativos de la bioética.

4. Las Profesiones y sus interacciones aporéticas

En toda profesión hay tres grupos de personas. La sociedad medieval se componía de *oratores*, que oraban, *bellatores*, que luchaban (de *bellum*, guerra) y *laboratores*, que labraban la tierra; de modo similar, en las profesiones se encuentran *investigadores*, que amplían los límites del saber, *dirigentes gremiales*, que resguardan su campo ocupacional y sus fueros, y *practicantes*, que ejercen el oficio. Una profesión es una *respuesta institucionalizada a una demanda social*. Sus integrantes responden con formas de *praxis* ennoblecidas por *ethos*.

Jürgen Habermas propone distintas formas de praxis, *Handeln* (Habermas, 1988). Una praxis es un *saber-hacer* y un *saber-estar*. Hay una forma *teleológica*, con actos dirigidos a un fin (*telos*); su bondad se juzga por su consecución. Un médico que realiza una intervención quirúrgica o un abogado que litiga persiguen una meta. Su finalidad es tener éxito (remover el tumor, ganar el juicio) y ello cualifica la acción. Es posible que para obtener el fin propuesto sea menester el concurso de otras personas. La praxis es entonces *estratégica*; requiere de organización y división del trabajo, descompuesto en partes constituyentes asignadas a miembros del equipo profesional. La acción es así el *conjunto de funciones* supeditadas a la consecución del fin. Una intervención quirúrgica depende de un equipo de profesionales y ayudantes. Un litigio requiere personas que obtengan datos para la argumentación. Un edificio se construye con muchas mentes y muchas manos.

La forma de praxis caracterizada por sentar principios se conoce como *normativa*. Los profesionales aceptan qué se debe hacer "según el arte" (*lege artis*). La abogacía tiene íntima relación con lo normativo, aquello que el código o la costumbre prescriben. Pero lo normativo permea todas las esferas de la vida. Como moda, como uso, como tradición, los grupos sociales aceptan normas de muchos tipos.

Cualquier acto en sociedad suele asociarse a un ritual prescrito por la tradición o el arte. Quien "sabe hacer" es confiable. Se perpetúa la sacralidad que algunos oficios parecen tener. Es una praxis *dramatúrgica*. Un buen profesional no solo sabe hacer y sabe estar. También sabe *representar y representarse*. Puede sonar artificioso y teatral, lo cual tiene un sesgo peyorativo; piénsese en lo poco confiable de un abogado de formas sociales poco ortodoxas o un sacerdote que rompe las convenciones de su profesión. A veces se invoca la ruptura de lo tradicional como elemento innovador. No pocas "sagas heroicas" se escriben con el médico que oficia de payaso o el sacerdote que actúa de *rock star*. La prudencia –virtud máxima de toda profesión– indica cuáles son los límites que la transgresión del papel social (o del "*rol*") puede permitirse. Es interesante investigar por qué bajo ciertas condiciones la forma de comportarse de un profesional cambia, en qué dirección y con qué efectos o consecuencias. No está de más recordar que la dramaturgia médica puede a veces rozar lo sacerdotal y que todo experto se considera a sí mismo depositario de un divino don.

La forma de praxis llamada *comunicativa* alude a cómo las personas se relacionan entre sí. El discurso compartido supone que cada hablante reconoce a sus interlocutores la condición de ser también hablantes, tener opinión. Esto no solamente es tolerancia sino aceptación de una pluralidad que así se convierte en pluralismo; base de una ética social que legitima los usos del consenso social y de los modos en que se obtiene. Las profesiones modernas, al extremar su componente cognoscitivo, dividen a la sociedad entre "los que saben" y "los que no saben". Las *expertocracias* son fuente de poder en un mundo que confía en el saber formal como garantía de eficacia y solidez. Las profesiones "verticalizan" el saber. Arriba, los que saben. Abajo, los ignorantes, profanos o legos (obsérvese las connotaciones religiosas de estas palabras).

La praxis comunicativa, y la ética del discurso con que suele asociársela, implican una "horizontalización" de los discursos técnicos, identificando la condición de hablantes con su común base de humanidad. El médico, aunque *dis*-pone de un saber específico, no lo *im*-pone a sus enfermos, más bien *pro*-pone cursos de acción. El experto abandona su posición de experto avalada por el conocimiento-poder y mediante la prudencia colabora en la construcción de la vida social.

5. La Ética como Diálogo

La ética, como fundamentación dialógica de las prácticas sociales, es a la moral lo que una disciplina intelectual a una práctica: la musicología a la música, la agronomía a la agricultura, la óptica a la fotografía, etc. A veces se asocia la ética a la prescripción de ciertos comportamientos y la prohibición de otros. Unos buenos, los otros malos. No interesa a muchos pensadores lo que en realidad ocurre sino lo que *debería* ocurrir. Esto puede tener como origen y fundamento una creencia religiosa o la razón humana, que escogería aquello que es justo o bueno y por ende deseable. Una ética puede originarse en libros, textos, dichos sagrados o razonamientos apropiados. Spinoza es recordado por haber propuesto una ética como geometría y Kant se asocia con la idea de que la razón es supremo árbitro de las acciones humanas. El cristianismo y otras religiones monoteístas "del libro" (como el judaísmo y el Islam) fundamentan su ética en tradiciones ejemplares y textos.

Monológica es esta forma de proponer principios y reglas de conducta porque de un conjunto de fuentes deriva consecuencias morales y distingue entre lo bueno y lo malo. Las tradiciones más sustantivas de Occidente pueden diferenciarse según si asignan primacía a las consecuencias de los actos, siendo buenos y deseables los que llevan a buenos resultados o bien respetan acciones derivadas de la revelación o la creencia. Se habla de éticas *teleológicas* (por fines) o *de responsabilidad* versus éticas *deontológicas* (por deberes) o *de convicción*, una distinción que Max Weber elaborara con gran sutileza (Weber, 1996). Pero siempre se trata de prescripciones, proscripciones, autorizaciones y prohibiciones fundamentadas en narrativas que sus autores dan por fiables, buenas o sagradas. Empleo el término narrativa para indicar que son construcciones verbales conclusas, monolíticas en estructura, doctrinales en sustancia y dogmáticas en aplicación. El comportamiento bueno lo es porque sigue lo preestablecido, aunque cambien los tiempos, haya nuevos conocimientos, vengan nuevas generaciones de personas.

Una ética dialógica reconoce que existen muchas narrativas diferentes. Creemos en algo que a veces ni sabemos qué es o qué significa. Tampoco sabemos, al abrazar una doctrina, a qué nos llevaría en sus extremos porque raramente los rozamos. Muchos cristianos pueden pasarse la vida sin poner su fe a prueba ni recibir los embates de una realidad que no acepta los fundamentos de su conducta. Es en los momentos difíciles donde las creencias efectivamente se prueban. Si bien se elogia permanecer fiel a las propias convicciones, es bueno preguntarse qué tan personalmente aceptado es aquello que se proclama. Crisis de fe hay en las personas. Falta de coherencia hay en muchos sistemas filosóficos cuando la historia induce cambios;

lo que ayer era ortodoxia y seguridad vital se transforma en estigma (piénsese en el colapso global del marxismo o las potencialidades de intervención de la genética moderna). Afirman algunos que la cultura posmoderna consiste justamente en la pérdida de las ortodoxias y el descrédito de ilusiones que las narrativas presentaban como autoridad incontestable.

En contemporaneidad muchos términos se han modificado y algunos problemas antiguos han mutado. No todo el mundo se sume hoy en profundas y torturantes angustias pensando en la vida después de la muerte. No todos piensan que es herejía mencionar a Jesús fuera de un contexto sacro. No siempre los que detentan poder ignoran que el fin justifica los medios. Las inocencias se han transformado en sospechosas.

Es probable que los dilemas contemporáneos no se resuelvan con acrítica repetición de dogmas o creencias. Ya no se trata de vencer o convencer: si mi narrativa es mejor que la de otros será asunto de poder o de mayorías aprobatorias. Hoy la mayor parte de los dilemas son problemas cuya solución es otro problema. O son aporías, problemas sin aparente solución. La ética, en estas circunstancias, es de procedimientos. Pongamos reglas, concordemos procedimientos y démonos por satisfechos si logramos que las conclusiones derivadas de aplicarlos sean respetadas por aquellos a quienes afectan. Para lograr esto se requiere reconocer en todos los seres humanos –y aún en los no humanos– una capacidad de interlocución e interpelación y entrar en diálogo. Y cuando ese diálogo no es posible (porque quienes debieran dialogar no hablan o no existen aún, como las generaciones futuras), hacer uso de la "imaginación moral", una forma de comprensión empática, y ponerse en el lugar de otros, algo que debe y puede aprenderse. También se requiere tolerancia, que convierte la pluralidad de hecho en pluralismo de derecho.

Para las profesiones –la medicina y el derecho, que tratan directamente con personas– esto implica la virtud de la *prudencia*. No todo lo que es posible debe hacerse ni todo lo que podría decirse debe decirse. El tiempo, el lugar, la circunstancia, determinan cuándo y cómo el diálogo, fuente y fundamento de la moral, será puesto eficazmente a resolver dilemas. Y cuando no se puedan resolver intentar al menos disolverlos en el interés superior de la convivencia y la supervivencia solidaria de la humanidad. La casuística siempre considera la circunstancia (*circum-stare*, lo que está alrededor)

6. Las aporías de la Bioética

Casi todas las afirmaciones anteriores dan lugar a *dilemas*, problemas cuyas soluciones plantean otros problemas. Se han hecho evidentes en las aplicaciones prácticas de la deliberación bioética las numerosas aporías que plantea su uso habitual.

Una aporía es un problema sin aparente solución. Un camino sin salida. Una solución exige apelar al poder decisional que algunos agentes sociales adquieren o ganan por convencimiento o fuerza.

La mayor parte de los conflictos bioéticos son aporéticos pues siempre admitirán más de una solución y con frecuencia ninguna de las aceptadas es totalmente aceptable para todos los interlocutores.

Ya en los modos de abordar la medicina hay aporía. La *medicina antropológica* de Viktor von Weizsäcker representó la *faz casuística* –y por ello, transitoria e insuficientemente científica– de una eventual disciplina que sería la *antropología médica*. Cada vez que la medicina se ha hecho científica –como física, biología, sociología o economía aplicadas– ha operado el principio de la "puerta giratoria": la mirada hegemónica ignora aspectos, que quedan ocultos o se vuelven ineficaces en la argumentación. La idea de una ciencia de lo humano total, como ya advertía Jaspers y como se comprueba a menudo, es utópica. La especialización no es solamente una demanda técnica. Es una necesidad de eficacia. Y el dualismo práctico de la medicina convencional plantea dificultades cuando se trata de complementarlo con otras perspectivas.

Hay aporías cuando los principios entran en conflicto. Ya indicamos que el principialismo, útil para formular y resolver problemas, raramente abre nuevos cauces a la reflexión o plantea nuevas propuestas. Cabe preguntarse cómo conciliar la importancia de la autonomía en algunas sociedades con el valor mayor de la no maleficencia en otras. Propuestas hay, y varias, para asignar primacía o importancia a los principios, pero ello va ligado a un contexto cultural y una tradición específica.

Es aporético comprobar cuánto de burocratización existe hoy en la práctica de la bioética. Insalvables dificultades para "acreditar" comités o personas a veces impiden el diálogo provechoso o el avance en las discusiones. Tanto como la "juridización" de la bioética, que la reduce a anquilosadas formas del derecho, la obturación de los procesos deliberativos para cumplir con normativas y preceptos regulatorios, plantean dificultades sin solución aparente.

Es también paradójico –y por eso también aporético– cómo se ignora el "principio de grupalidad" que debe considerarse constitutivo de la vida humana individual (Bueno, 2001). Nadie nace en el vacío: ingresa a una comunidad lingüística, religiosa, económica, a una "socialidad" específica. Nadie entenderá lo mismo aunque se usen las mismas palabras, pues entenderse y entender son logros civilizatorios que exigen distanciamiento de la propia identidad. No solamente hay "extraños morales". También hay "extraños epistémicos". Y no solamente hay injusticias valóricas. También las hay epistémicas.

Es una aporía, también, pensar que la "salud" –que una una forma única de salud– puede ser modelo e ideal para todo el mundo. Es problema sin solución aparente comprender que hay tantas saludes como sociedades y aún como individuos. Pues la salud, como hemos destacado, es construcción personal apara la cual las sociedades, el Estado y el mercado pueden proporcionar recursos y medios. Pero nunca podrán crear salud a la medida de cada persona.

Capítulo 12

El valor instrumental del discurso bioético. Su relevancia en el ámbito de los derechos humanos

Introducción

Consideraremos las rúbricas "Derechos Humanos" y "Bioética" como dos discursos articulados bajo supuestos distintos pero complementarios.

El primero se origina en sucesos políticos y se consolida en textos jurídicos. El segundo procede de las prácticas científicas y su impacto social.

Ambos tienen por objetivo la preservación de ideales culturales y la censura de sus alteraciones. Prescriben conductas, proscriben transgresiones. Representan tanto una respuesta a contingencias históricas como manifestación de ideales de convivencia y vida buena.

Aunque discurren por cauces separados, con hablantes diferenciados y "experticias" distintas, existen puntos de contacto y mutua influencia. Las interrelaciones se patentizan en textos como la Convención de Oviedo (1997) y la Declaración Universal de Bioética y Derechos Humanos de UNESCO (2005). No cabe duda de que los instrumentos y documentos relativos a los derechos humanos deben ser examinados desde el punto de vista ético. No obstante, no se trata solamente de estudiar en qué medida los preceptos de la ética filosófica o las reflexiones morales son aplicables. Se trata más bien de indagar por las formas en que la *deliberación interpretativa*, que suponemos atributo del discurso bioético, puede contribuir a iluminar algunos textos, facilitar la discusión y, finalmente, promover comportamientos proactivos en la comprensión de derechos y deberes de las personas en sociedad. Cabe advertir que las variables culturales y estilos de pensamiento deben tenerse presentes en cada etapa de este proceso.

El propósito de este texto es examinar las formas que pueden adoptar la convergencia e integración de ambos discursos, presuponiendo una orientación hacia la paz, el bienestar y la convivencia.

Especialmente, se trata de sugerir un *papel instrumental* para el discurso bioético en sus dimensiones biopolíticas y en sus aplicaciones al ámbito de las prácticas sociales.

1. Nota sobre la Dignidad

Este término se emplea en la mayoría de los textos relativos a derechos humanos. Su definición es esquiva y a menudo implícita. Tiene el valor de un término cosmético, usado más por su connotación afectiva que por su contenido semántico explícito.

En conjunto con palabras como igualdad y libertad es trasfondo estético de la mayoría de las declaraciones. Su uso se impone como imprescindible en el discurso democrático y neoliberal.

Para fines prácticos, consideramos útil definirla como "el derecho a tener derechos".

Tradicional ha sido una perspectiva "esencialista". Dignidad es algo que se *tiene*, como el color de los ojos. Interesantemente –superando un voluntarismo ingenuo que crea atributos– para estudiar su respeto es necesaria una perspectiva "relacional". La dignidad, para existir eficazmente, debe ser reconocida en una relación de derechos recíprocos entre seres humanos. Existe solamente en el "reconocimiento" que otros hacen de esa condición.

No se descubre periodo histórico en el que no se haya torturado, despreciado, estigmatizado y eliminado a seres humanos por voluntad de otros seres humanos. De todas las especies animales, la humana es la única que ejerce crueldad por razones y no por instinto. Episodios como la conquista de las colonias, las guerras, las depuraciones raciales, la imposición de normas y el sojuzgamiento de pueblos demuestran la permanente presencia de una disposición a ignorar la calidad humana de otros. Y con ignorarla o negarla se extingue todo reconocimiento de dignidad.

Por ello, si se afirma que la dignidad es el fundamento de los derechos humanos, cabe preguntarse cómo es que son más las circunstancias en que se la ignora o desprecia que aquellas en que se la respeta. Igualmente, permite preguntarse por la emergencia histórica del concepto y su inevitable vinculación con un ámbito cultural definido.

Dignidad tiene el valor semántico de un constructo, elaborado racionalmente sobre creencias acerca de lo que son o debieran ser los seres humanos. Pero en su empleo corriente implica un valor moral, analizable en diferentes niveles. Por ejemplo, *intra-subjetivo*: "hacerse o ser digno" de algo es condición enteramente personal. Depende del sentido y significado que se asigne a la propia persona, a las funciones que se desempeñan, a íntimas convicciones sobre valía o identidad. Me siento digno de algo porque pertenezco a una determinada estirpe, poseo ciertos bienes o atributos y me considero de valía. Esta autopercepción puede verse o no refrendada por el reconocimiento de otras personas; hay factores psicológicos y contingencias que la determinan.

También el plano *intersubjetivo* tiene sentido: "tales personas son dignas", o "se trata de un dignatario". El entorno inmediato de familia y amistades dota de densidad o significado a la autopercepción. Para ello es menester el conocimiento personal y la ponderación de las acciones que en las relaciones cara a cara se realicen.

En los planos *institucional* y *global* se plantea como fundamento de la convivencia interhumana: "los seres humanos tienen dignidad". Esta afirmación es componente obligado del discurso público. Como abstracción precisa manifestarse en formas de respeto concreto. De otro modo, carece de eficacia.

Ya hemos indicado cuán débil es esta afirmación en relación a respetar la dignidad de personas que nunca conoceremos. La dignidad no es en la práctica un atributo "todo o nada"; parece tener grados. Negar la "humanidad" (en el sentido de dignidad humana) ha sido siempre fundamento de atrocidades. No se necesita recordar la idea de *Untermenschen* (subhumanos) con que algunas ideologías justificaron su crueldad. Ocurre también que la lejanía en el espacio y en el tiempo confiere a la humanidad rasgos que, por abstractos, mueven menos a la empatía, la compasión o la consideración. Konrad Lorenz, hablando de la maldad desde una perspectiva etológica, sostiene que la especie humana ha perdido ese contacto vital con otros seres humanos. El natural control que existe aún entre especies muy agresivas se pierde en la sala de control de un avión o de comando que descargará cargas letales sobre poblaciones o en la oficina de un jefe militar que ordena destruir ciudades. La televisión transmite a diario atrocidades en diversas partes del mundo, que por su ubicuidad y frecuencia no producen simpatía ni compasión: se hacen espectáculo.

Más confuso resulta el lenguaje ordinario cuando alude a la dignidad de la vida en general. A menudo se habló en el pasado de sacralidad de lo vivo. Tales ideas son fundamento de prohibiciones y admoniciones sobre comportamientos sociales que afectan al comienzo y al fin de la vida humana. También pueden extenderse a la vida animal y a la vida indiferenciada, "vida sin más" en el sentido de Giorgio Agamben. Precisamente, esta "bare life", vida elemental, es por definición indigna, como lo sugieren las páginas de *Homo sacer*. Es la vida despojada de los atributos que la dotarían de dignidad, la vida del recluso en campos de concentración, del esclavo, del excluido de todo derecho. Obsérvese que la migración masiva de los últimos tiempos, la expatriación forzosa de quienes dejan su hogar y país, automáticamente priva a las personas del marco jurídico en el cual su dignidad podría expresarse. La globalización, al crear excluidos, difiere del colonialismo, que creó sometidos. Hoy muchos excluidos que solamente ansían ser sometidos a algún régimen, aunque sea bajo duras condiciones.

Dignidad es atributo relacional. La vida y las personas son "dignas de" respeto, aprecio, protección o cualquier otra acción que se juzgue necesaria o conveniente. Se dice de algo que es indigno cuando violenta o desconoce lo que se espera en un contexto determinado. Pero sin el deber de respetarla y aceptarla, la dignidad es un concepto desprovisto de valor. Como la belleza, casi podría decirse que está en quien mira, no en quien es mirado.

2. Universalidad de los textos

Se dice que hay pueblos que crean textos y pueblos que son creados por textos. Todos los asociados a la doctrina de los derechos humanos son de procedencia identificable: el Occidente cristiano. Por ende, llevan una impronta cultural que relativiza su aplicabilidad universal.

Es una visión "ptolemaica": pensar que la Tierra es centro del universo equivale a suponer que la propia cultura (europea y sus derivaciones) representa lo humano por excelencia. Así lo predicaba la astronomía de Ptolomeo.

Se precisa una perspectiva "copernicana": el centro del universo humanizado puede estar en otra parte. Se precisa "descentrar" el análisis. No solamente "comparar". Es necesario "desconstruir", "entender" y "reconstruir" los universos valóricos de pueblos y grupos con distintas creencias, tradiciones y aspiraciones. El aporte de Nicolás Copérnico consistió en proponer la centralidad del Sol en nuestro universo. Y el sol de la cultura es policéntrico.

En toda cultura hay actos valorativos, valoraciones, estimaciones. Ello no debe confundirse con la existencia de idénticos "valores"; estos son universales que "dan sentido" a la conducta. Esta diferencia entre *acto de valorar* y *valor* se ignora si se piensa que simplemente proclamando la existencia de dignidad, libertad o igualdad se alude a similares conductas en todos los contextos humanos posibles.

Se valora el coraje, pero el *ideal modélico* de coraje es distinto en Africa y en Manhattan. Se habla de justicia. Pero la *sharia*, o ley islámica, sustenta un concepto de justicia que solamente tras adecuada comprensión puede parangonarse al de otras culturas. La justicia como equidad, por ejemplo, es una típica construcción occidental.

3. Valoraciones universales, valores con ideales diferentes

Si la dignidad fuera tan universal como se supone no habría necesidad de escribir admoniciones ni declaraciones. Si se tratara de un radical etológico de la especie, como advierte Konrad Lorenz en relación con la maldad (2002), estaría engramada en los genes. Que haya que recordarla y sobre todo imponer su respeto mediante sanciones nos recuerda que, como decía el biólogo Jean Rostand, "en la cuna de cada recién nacido duerme un CroMagnon". La evolución moral de la humanidad es más teorema que axioma. Necesita ser demostrada con argumentos históricos.

No basta que los estándares de hoy sean mejores que los de antaño. Los estándares reflejan un ideal y un modelo. La práctica puede haber variado pero la intención seguir igual. Quizá las torturas medievales parezcan hoy más inhumanas que las actuales. Pero sigue habiendo torturas. Podrán reclamar los miembros de grupos tradicionalmente postergados algún progreso en su reconocimiento igualitario pero siempre habrá nuevos hitos que conquistar. Finalmente, ligar en forma necesaria conceptos de igualdad con dignidad no es en absoluto una forma universal de argumentación. Desconocer que en toda sociedad hay individuos más o menos dignos de respeto, admiración, aprecio o desprecio es argumentar con clichés y no con pruebas.

Como otras esferas de la moral, la que se refiere al trato interhumano es un proceso y no un producto. Está sometida a los avatares de la historia humana, toda ella sucesión de "momentos" y contingencias. Circunstancias cambiantes, que obligan a reconocer que los derechos humanos, por más textos que existan, se encuentran siempre en proceso de construcción, invención y reconocimiento. Los textos que se escribieron o escriben requerirán reinterpretación futura. No contienen una estática interpretación canónica, son invitaciones a la reflexión. Obsérvese que nuestra argumentación es precisamente utilizar el talante bioético de ciertos discursos para facilitar la hermenéutica de estos textos tan particulares.

Lo único inmutable en la historia es el cambio. Por eso, nunca habrá la guerra que terminará todas las guerras. Tampoco el texto universal que traerá la felicidad perenne o la paz perpetua.

La esencia de la sociedad posindustrial es la innovación. Y su marca es la modificación permanente de lo que se piensa y se aplica. Ver para prever, prever para proveer, decía Augusto Comte. Todo pensamiento es aplicación aunque no toda aplicación sea utilitaria. Y las aplicaciones se refinan y modifican al tenor de las necesidades siempre crecientes de las sociedades. Esto se aplica también a las concepciones sobre la vida: la vida saludable, la vida buena y la vida digna son construcciones sometidas a la historia y regidas por un imperativo tecnológico que dicta que debe hacerse todo lo factible. Y lo factible es, precisamente, lo que la tecnología modifica en plazos cada vez más breves. No solamente la tecnología "dura" de las máquinas sino la "blanda" de las relaciones sociales y el uso de signos, relevantes en nuestra discusión.

4. La ubicuidad del Poder

Podemos reconocer como universal la noción de poder. Está como fundamento de cualquier consideración biopolítica, si por tal se entiende la reflexión que busca relacionar el universo de lo vital natural con el universo de lo vital artificial.

Cuando se prescribe y se proscribe, la única forma de hacer respetar comportamientos se basa en poderes: de la creencia, de la autoridad, del dinero, de la fuerza, del texto.

Poder es la posibilidad de influir, de modelar, de anticipar, de dirigir, de declarar excepciones.

Ningún poder puede imponer derechos. Lo que hace el poder es definir y obligar deberes.

Todo derecho humano, para ser respetado, debe anclarse en algún deber. Es vacía toda prédica que no indique cómo respetar un derecho. Si no se lo asocia con un deber (cuyo incumplimiento provoca sanción o castigo) la implementación de su respeto es incompleta. Es solamente formulación, pero no existencia operante. Es proclamación, no fundamentación.

Es dudoso que los derechos humanos hayan sido artefacto de la modernidad. Como recuerda Emilia Pardo Bazán (en su comentario a Torcuato Tasso), la sociedad medieval –que distinguía como estadios de humanidad las figuras del caballero, del héroe y del santo– reconocía deberes. El caballero debía, por su *ethos*, proteger desvalidos, viudas, doncellas y niños. El héroe debía señalarse por la excelencia en el cumplimiento de los votos de fidelidad y honor. El santo se relacionaba con la divinidad y se debía a ella.

Era una sociedad de deberes. La nuestra, olvidando los deberes, es una sociedad unilateralmente estructurada por derechos, su correlato social y cultural. Cada grupo social, en el mosaico de las comunidades contemporáneas, se define por derechos que proclama: derecho de los enfermos, de los discapacitados, de las minorías, de los géneros. Pero si otros grupos no los reconocen y aceptan, tales derechos son ilusorios.

No existe sociedad humana en que no se detecte transgresiones a los derechos de grupos diferentes.

Lo Otro, el Otro es materia de incomodidad y rechazo. La Otredad, en sí misma, es multiforme. Se puede diferir en origen, lenguaje, riqueza, capacidad. La comprobación de la diferencia nunca es neutral, siempre valorativa. Los indígenas americanos eran los otros disformes para la mirada del cronista y del conquistador. Además estaban sojuzgados por un poder mayor.

La polémica Sepúlveda-Las Casas, en la Junta de Valladolid de 1550, planteó dos interrogantes: la legitimidad de la Conquista y la condición humana de los nativos. Estos, seres de apariencia humana pero de esencia no conocida. Además inferiores, porque habían sido vencidos. Señal divina que indicaba superioridad y afirmaba la condición de "escogidos" y "beneméritos" de los conquistadores. Sus atributos de humanidad debían probarse. Si acaso sentían dolor, si tenían sentido del humor, si reían, si entendían. Obviamente las pruebas de tal debate no fueron concluyentes. No tanto porque los argumentos no bastaren sino, más bien, porque la resolución de la polémica conllevaba consecuencias, otra gran fuente de la reflexión moral. De ser los indígenas seres humanos, se les debería diferente trato. Sería necesario –como lo fue– importar otros seres susceptibles de esclavitud: los africanos.

La Otredad, la diferencia, se ha codificado históricamente de muchos modos. Es interesante comprobar que el concepto de "raza", por ejemplo, que a partir del siglo XIX se usa con claro énfasis genético y biológico, se empleó antes para indicar diferencia de tradiciones, costumbres, origen. Es sin duda uno de los conceptos en que la Otredad se ha condensado con mayor impacto en los asuntos humanos. Baste recordar el "racismo" inherente a las concepciones nacionalsocialistas o a las actualmente prevalentes en China para aseverar que de todas las diferencias, esta, ligada a algo inmutable como la herencia, es imposible de soslayar. La "higiene racial" constituyó y constituye una forma de eliminar lo Otro a fin de preservar la pureza de un linaje o de una forma biológica. Incluso cuando la Otredad racial se asocia a las creencias, ni cambiando estas –como es el caso de los conversos– desaparece del todo el disgusto por la diferencia. Se trata sin duda de grados de Otredad que es necesario esclarecer en todo discurso sobre dignidad y derechos.

La atribución al Otro de atributos y acciones negativas es recurso frecuente en los liderazgos que fundan grupos, estados-nación o cofradías.

Las decisiones morales son justificadas tanto por convicciones individuales o grupales como por consecuencias posibles o reales de los actos. En ambos ámbitos hay responsabilidad: se debe responder por las propias creencias como se debe ser responsable de las decisiones.

Con las cautelas y precauciones que exija el momento histórico, la responsabilidad es esencial para estudiar, discutir y exigir respeto para los derechos de las personas basados en su dignidad.

5. El Diálogo, el Derecho y la Democracia Participativa

Peculiaridad del discurso bioético es basar el juicio estimativo en el *diálogo*. En materias aún no fijadas en textos canónicos o la práctica jurisprudencial, todos los involucrados o afectados (*stakeholders*) deberían participar en la toma de decisiones. Solo cuenta la práctica exitosa, cuya legitimidad deriva de su aceptación por parte de quienes la adoptan.

Esta idea, entronizada en la edad contemporánea, se parece al concepto de democracia participativa, por oposición a representativa. El poder no radica en representantes. Radica en toda persona que puede hablar en el concierto social. Por cierto, "quienes pueden hablar" es algo que entronca con la noción de poder y nadie discutirá que el crédito social y la autoridad discurren a veces por cauces diversos. Un columnista de periódico puede tener más influencia que un filósofo en la sociedad de masas. Hay legalidades ilegítimas, basadas en preceptos formulados por personas con poder pero no necesariamente con liderazgo auténtico.

¿Tiene lugar en nuestro tiempo la idea de un "orden moral objetivo universal"?

La deliberación dialógica sin embargo parece tener límite. Un "libertinaje" general sería una "pendiente resbaladiza" que llevaría a graves daños. Esto queda contradicho por la evidencia histórica. La flexibilidad de los cánones de comportamiento y los cambios en las costumbres no han terminado en la especie humana. Han desaparecido culturas, estilos de vida, formas de humanidad. Pero en la mutación lo esencial permanece. La especie humana parece no tener naturaleza. Pero sí tiene historia. Y la reflexión construye, desconstruye y reconstruye lo que es la humanidad según un cuándo y un dónde.

La dialogicidad parece ser una constante humana. Casi un atributo de la especie, pues la humana posee un gran número de formas comunicativas y una praxis natural de diálogo y capacidad de perspectiva mudable. Cuando se habla con otros puede crearse una entidad suprapersonal, una bipersonalidad, que no queda agotada ni es igual a ninguna de las personalidades constituyentes. Tampoco es simple sumatoria de talentos o saberes. Es consolidación unitiva de pensar, sentir, actuar. Incluso en las formas destructivas la relación interhumana crea vínculos. Los que los enemigos tienen entre sí son tan potentes como los que unen a las personas en lazos de familia, amistad o trabajo.

6. Deliberación e Imperativos

Imperativos tecnológico y ético: lo común es la normatividad y la orientación a fines. La perspectiva codicial, de reglas escritas, es reemplazada en el imperativo bioético por la perspectiva prudencial. Atenida a fines generales de la vida humana, no simples valores instrumentales que aseguren "mecanismos" para dirimir contiendas o resguardar fueros, punto de vista del derecho. Apego a la letra escrita y automática aplicación de textos, a veces no suficientemente entendidos, redactados o consensuados. Es la dimensión formal que algunos preconizan como solución, también en la discusión moral, pero más pertinente en el litigio que en la deliberación. Como observaremos, la "juridificación" de la bioética es una de las perversiones de su discurso, que debe mantenerse siempre en un estado inconcluso, nascente, para adaptarse a los renovados desafíos de la vida social.

La deliberación ética contiene un momento hermenéutico, no solo de textos sino de acciones, actitudes y creencias implícitas.

Pero en toda deliberación moral hay dimensiones intrasubjetivas, intersubjetivas e institucionales. El giro de la ética aplicada, según Graciano González, es partir de este entramado institucional de toda acción humana en la edad tecnológica para dar densidad contextual a la deliberación. Es ética en situación, no ética de la situación.

A la situación, como a las personas, podría aplicarsele códigos rígidos (a modo de "*checklists*") para juzgarla. Deliberar en la situación consistiría en considerar los componentes deontológicos, teleológicos y emocionales de todo juicio de estimación realizado en un contexto o circunstancia. "Yo soy yo y mi circunstancia", decía Ortega, "y si no la salvo a ella no me salvo yo". Considerar el contexto es, en la edad posmoderna, estar consciente de la "*embeddednes*" (incorporación) social que es siempre institucional –en el sentido de relaciones implícita o explícitamente formales o formalizables. Por ejemplo, la institución social de la medicina (o cuidado de la salud) tiene variables que comparte con la institución social de la ciencia pero puede diferenciarse con fines heurísticos. Toda institución va asociada a un "interés" social, que es lo mismo que decir "a un fin o finalidad social". Se pertenece simultáneamente a varios círculos institucionales, algunos amplios, otros restringidos. Cada institución, o grupo, es una *matriz cultural*, con sus permisos, prohibiciones, jerarquías, modelos e ideales. El papel social dentro de cada grupo determina el comportamiento específico de las personas y sus actos de valoración.

Para la deliberación es importante detectar estos fines o intereses porque producen *conocimiento*, que es la arquitectura de las informaciones y los datos al servicio de una finalidad social reconocida y aceptada (explícita o implícitamente). "Desde" ella, real, imaginada o atribuida, suelen juzgarse las acciones. Se declara la pertinencia o irrelevancia de algunas (por ejemplo, cuando se habla de salud hay cosas que debieran decirse o considerarse, aunque sean económicas; la experiencia señala que siempre es necesaria una consideración "intersectorial"). Las decisiones suelen basarse en "razones" esgrimidas por quienes las sustentan, aunque en este caso el concepto de razón como fundamento suele encubrir, o disimular, diversos deseos e intereses.

Los contextos son culturas. Creados y mantenidos por grupos identitarios que legitiman y sustentan pertenencia y fundan racionalidades. La dialogicidad consiste en darles poder de comunicar y disentir.

7. Demoética y Sociedad

Diego Gracia indica que el neologismo demoética indica algo así como la tonalidad ética de una comunidad. Especialmente reveladora es su observación de que para la tradición clásica griega el elemento natural de cohesión humana es el Estado y no las agrupaciones que hoy nos parecen más "naturales", como la familia y las asociaciones de personas unidas por comunes intereses.

Le demoética señalaría el "tono ético" o la "eticidad ambiente" de una determinada comunidad, nación o grupo. Es interesante observar que el sujeto sería en este caso la sociedad, de la que decía Ortega que era "desalmada", que no tenía alma individual. También puede emplearse, con la misma carga semántica, la expresión "socioética"o "bioética social".

El juicio histórico, al contemplar el comportamiento de Estados e imperios, sugiere que es posible, quizá simplificando, enjuiciar éticamente los conjuntos humanos organizados. El Imperio Británico tuvo algunas peculiaridades que, contempladas en la "*longe durée*" de que hablan los autores franceses, permiten una suerte de balance moral o juicio ético. Aunado a consideraciones sobre la voluntad de poder, ya no individual sino colectiva, permiten enjuiciar y valorar. Esta estimativa grupal no puede ser indiferente al tema de los derechos y deberes de los integrantes de esas comunidades. O al tema de los derechos grupales que permiten, a veces artificialmente, señalar a grupos como "vulnerables" a priori o "condenables" por las consecuencias de sus actos. De este modo, el Imperio Británico –como sujeto histórico– ha dejado huellas confusas y a veces negativas en los pueblos y regiones que dominó. Véanse los casos de India-Pakistán o del Oriente Medio, regiones de su vasta empresa colonial que después de decenios de expoliación heredaron tensiones y disensos que hoy amenazan la estabilidad del mundo.

Es esta dimensión demoética o socioética la que puede rastrearse en los textos que fijan y consolidan las normas nacionales e internacionales sobre el trato de grupos y personas. Cuando son legítima expresión de la voluntad colectiva, estos textos revelan la eticidad de grupos y naciones. Por cierto, como todo texto, no tienen una única lectura canónica, y son precisamente las interpretaciones discrepantes las que ocupan a los juristas y terminan siendo motivo de conflicto y disenso. Es sorprendente la forma en que se proclaman de modo apodíctico algunos preceptos que luego son sistemáticamente desconocidos o violados en la práctica. Va en ello la distancia entre los ideales culturales y los comportamientos concretos, adoptando a veces la forma de estándares múltiples para juzgar acciones. Lo que para algunos puede ser la salvación de los ideales democráticos de Occidente puede para otros constituir flagrante violación de su derecho a la autodeterminación.

Hay un paternalismo en las relaciones internacionales que merece estudio, atendido el papel autoconcedido de guardianes de la democracia y los valores humanos que algunos países proclaman.

Es en los textos donde se condensa, por una parte, el procesamiento cognitivo de las situaciones dilemáticas que los provocan, engendran y motivan. Por otra, la voluntad política de difundir ideas, proponer principios, consolidar decisiones. Finalmente, la interpelación a comunidades que comparten, a través de los textos, su contenido y su forma. También su intención y su oportunidad. El *bios* comunitario se forma sobre el fundamento de conciencias individuales, regidas por su fisiología y su contexto, las cuales se relacionan de modos diversos para constituir metaconciencias grupales, además de sentidos de identidad y pertenencia. De allí que una perspectiva biopolítica –que es como concebimos la bioética en el plano societario, con una ampliación de horizontes a la pragmática social– sea siempre "neurocultural". Con esta expresión nos referimos a la amalgama de fisiología, conducta y vivencia que, radicando en individuos, se extiende al cuerpo social y permite plantear "usos" del discurso bioético. En esta tarea es esencial reconocer su fundamento epistémico híbrido, pues trata con racionalidades diversas y dispares y grupos muy heterogéneos de hablantes. No está de más recordar que la preocupación ambiental y la preocupación por lo humano han permitido descubrir "puentes" conceptuales y metódicos que facilitan el esclarecimiento de los verdaderos dilemas, aquellos que la racionalidad puramente técnica no resuelve o que, cuando ofrece soluciones, son estas origen de problemas no anticipados.

8. El valor instrumental del Discurso Bioético. Sus usos. Sus perversiones

Una "bioética neurocultural" bien entendida tiene su fundamento en la coalescencia de numerosos discursos, entendido cada uno en su legítimo ámbito de validez y comprendidas las limitaciones inherentes a su origen y finalidades. Al hacer de la deliberación y el diálogo su fundamento, esta disciplina (entendiendo disciplina como discurso especializado) debiera tender puentes entre racionalidades, grupos, personas e intereses. Su cultivo exigiría disciplina, tolerancia y sensibilidad. Atributos raros de encontrar entre especialistas, así sean "especialistas en generalidades", como quienes predican doctrinas humanitarias. Sin duda la racionalidad bioética, si fuera posible, debería aportar método, sistema y perspectiva a toda teorización sobre dignidad y derechos, más allá de las especulaciones y propuestas políticamente inspiradas o filosóficamente argumentadas.

Este valor instrumental del discurso bioético lo hace potencialmente fructífero para las cuestiones biopolíticas que suscitan la guerra, la discriminación, la emigración, la corrupción y el terrorismo. Para cumplir su cometido la "neutralidad" y la "hibridización epistémica" deberían ser, paradójicamente, su mayor ventaja. Ellas permitirían razonar desde ángulos contrapuestos, ponerse en el lugar de innumerables interlocutores, entender con tolerancia las posturas discrepantes y concentrar los esfuerzos de las instituciones políticas y culturales en acciones concretas.

Entre las perversiones del discurso bioético se encuentra la adopción de puntos de vista parciales e interesados: la juridificación lo anquilosa en formulismos, la politización lo instrumentaliza como herramienta de poder, la filosofización lo hace abstracto e inasible, y la reducción a pura artesanía de decisiones en los ámbitos médico y científico lo esteriliza.

La propuesta final es insistir en una cultura de la deliberación y el diálogo, empoderando a personas y grupos a través de una incorporación a sus formas institucionales, insistiendo en la participación por sobre la representación. Ello exige una reflexión permanente sobre el poder, pues es la clave para entender la instrumentalización de argumentos que, de otro modo, podrían ser fuentes de humanidad pero que a menudo son facilitadores de la opresión de seres humanos por otros seres humanos

Capítulo 13

El desafío de la Sindemia: hacia una hermenéutica de la salud

Introducción

Los problemas de salud son complejos y por lo general implican más de una condición patológica que en su interacción causa un daño mayor que la simple suma de cada enfermedad o patología, por lo que se habla de sindemia. La perspectiva sindémica, como clave de una hermenéutica "compasiva" de la salud, exige múltiples puntos de vista para completarse. Pero diferentes puntos de vista aunados en una vivencia "ecuánime". El gran clínico William Osler, *regius Professor* en Oxford, consideraba la *ecuanimidad* como clave prudencial del actuar terapéutico, pues lo que las personas esperan, además de la compasión, es el *saber-hacer* de los profesionales. Un saber que se justifica por buenas acciones. Y un hacer apoyado por buena teoría.

1. La salud como Silencio

Verborgenheit der Gesundheit es el título de un libro de ensayos en que Hans Georg Gadamer reflexiona sobre el misterio de la salud, su carácter inefable. La palabra adecuada sería la "misteriosidad" de la salud, su secreto insondable, pues no se deja expresar bien ni medir exactamente (Gadamer, 1993).

La salud perfecta se caracteriza por el silencio orgánico. Se está sano cuando todo funciona en una misteriosa armonía, que se toma por obvia mientras se tiene. Cuando falta, empiezan el malestar, la discapacidad, la minusvalía. Se hace necesario recurrir a otras personas, entre ellas los médicos.

Pero los médicos no son expertos en salud. Son expertos en malestares y enfermedades. No conocen la salud mejor que todo el mundo.

La conocen no como médicos sino como personas, por personal experiencia.

Esto es diferente del estado de completo bienestar que la definición canónica de la OMS propone. Lo que ella describe no es la salud, es la felicidad total: el Nirvana. Algo imposible de tener.

La salud, en cambio, es la mudez del cuerpo y del alma, la *Vorhandensein* de las posibilidades receptivas y expresivas, el tener a la mano sin pensar, el disponer de sí mismo y del cuerpo.

También vale esto para la salud de las poblaciones. Los pueblos felices, suele afirmarse, son los pueblos sin historia. Cuando nada pasa se dice que hay salud. Es verdad que las categorías de salud y enfermedad solo metafóricamente pueden aplicarse a las sociedades. La idea de una sociedad enferma requiere definiciones especiales. Sin embargo, en ambos planos, el individual y el societario, puede decirse que la salud equivale al silencio, a la vida sin más. Con sus alternancias de bienestar y malestar, con oscilaciones y retrocesos. Pero sin mayores perturbaciones o limitaciones.

2. La Medicina y las perturbaciones

Cuando el filósofo piensa en la medicina distingue entre su vertiente científica, derivada de la aplicación de las ciencias empírico-naturales a su ejercicio, y su aspecto de arte (*Heilkunde*), que procede de la praxis y la experiencia inmediatas de sus practicantes.

De todas las *technai*, la medicina es especial porque no produce nada nuevo. Se supone que restaura una condición natural, que es la normalidad o la salud. No hay un *ergon*, solamente acciones. Debe contar siempre con la ayuda de la Naturaleza, pues es su plenitud lo que se busca restaurar, esa misteriosa salud que no se deja reducir a medida y que es una perfección inefable. Una virtud, algo excelente.

De hecho, la medicina es no una ciencia de objetos sino una *ciencia de acciones*. Su perfección no consiste en producir sino en actuar. Se sirve de las ciencias, pero no es en sí misma parte de ellas, pues lo que interpela es inasible como producto material o conceptual.

Lo que se experimenta como enfermedad o trastorno cambia el silencio por ruido. El cuerpo habla, se hace presente. Es como el aire de las ciudades, que se percibe solamente cuando se ensucia. El dolor, la limitación, la deformidad, traen a la presencia algo que se daba por descontado. Aparecen perturbaciones y trastornos. Se ha roto el orden natural de la salud, lo que era evidente.

También ocurre así en las comunidades. Las que son felices, como las familias felices de que habla Tolstoi, no tienen mucho que contar. Los cuentos infantiles terminan con las palabras "fueron felices por muchos años". Se acaba la peripecia, la aventura.

Las perturbaciones sociales hacen historia. La monotonía del tiempo feliz se resquebraja, se hace denso el transcurrir, ocurren cosas. Es como la enfermedad del cuerpo, que hace denso el tiempo del sufrimiento y borra esa transparencia muda del estado de salud.

3. La mudez de la Paz y la Salud se altera en el Trastorno. Explicación y comprensión

Lo importante de estas consideraciones es que la enfermedad y el trastorno, al quebrar la mudez de la salud y de la paz, producen un cambio cualitativo. Ni el tiempo transcurre igual ni las esperanzas son las mismas. Se anulan los supuestos. El porvenir ya no es lo que era. Dominan las aprensiones por el futuro.

Se ha cambiado el tejido, el texto de lo cotidiano. Ello exige una respuesta. Incluso la resignación y el no hacer nada son respuesta.

Las respuestas se dan de varias maneras. Por una parte se intenta explicar. Explicar es buscar causalidades. Forma preferida de la racionalidad instrumental, dícese que científica, preside la conciencia occidental desde la instalación de la razón ilustrada. Nada ocurre sin causas y la tarea de la ciencia es ponerlas de manifiesto. Esta explicación a veces se antropomorfiza y se convierte en busca de culpables.

También puede intentarse la *comprensión*, forma de aprehender la realidad diferente de la *explicación*. Quien comprende lo hace a través de *vivencias*, apropiaciones de sentido que tienen valor en las conciencias, aunque no descubran causalidades. Hay situaciones que se entienden, que tienen sentido, pero que no pueden reducirse a causas y efectos.

La mentalidad mecanicista de las ciencias empíricas se satisface cuando se reproduce un efecto creando sus causas. Esto es el experimento. Difiere de la experiencia en que esta es producto maduro del trato reiterado con las cosas convertido en hábito y maestría. El experimento fuerza a la naturaleza, la experiencia es fruto de la sujeción a la naturaleza. El *subjectum* no es amo, es servidor de lo natural.

Cuando se produce la alteridad de lo enfermo y de lo anómalo se trata de un nuevo "texto vital". Y este texto, por ser nuevo, requiere nuevos juegos: explicar y comprender se convierten en tareas inéditas.

Aunque se haya estado enfermo, todo trastorno plantea nuevos desafíos. La experiencia de haber sido enfermo no sirve para las nuevas dolencias. El silencio de la salud se subvierte de modos siempre distintos. El mal, como enseña el Evangelio, tiene muchas caras. El bien en cambio es unívoco.

Tampoco los trastornos societarios dejan huellas reproducibles. Puede haber revoluciones, pestes, catástrofes, pero nada de eso sirve para el desafío nuevo. Las presuntas enseñanzas de la historia raramente sirven, excepto –quizá– para prevenir y evitar. Nunca para afrontar.

4. Los trastornos sociales de la Sindemia. Hacia una Hermenéutica Sanitaria

¿Cuál es el objetivo de esta reflexión?

El trastorno o la enfermedad claman por causas, explicaciones y comprensión. Se rompe el silencio de lo sano. Pero esta ruptura nunca es parcial. Toda enfermedad es minoración global.

La tendencia "abstractiva" de las ciencias empíricas ha llevado a distinguir "objetos" y "eventos". Las enfermedades se nominan y clasifican según varios principios: lugar (célula, tejido, órgano), momento vital (infancia, madurez, vejez), decurso (agudas, crónicas, recurrentes). Se configuran entidades aislables, pensables, manejables. Los nombres dan poder y dominio. Para una ciencia de lo anómalo, tener categorías simplifica la asignación de causalidades. Cada entidad mórbida da respuesta a una pregunta concreta y se apoya en bases comprobables.

Pero quienes padecen no padecen solamente en su hígado o en su corazón. Padecen en su humanidad total. No hay ventaja para el doliente en saber que tiene un cáncer hepático. Porque el hígado es su hígado y la mudez del cuerpo se ha alterado en forma global. Se padece no en el hígado sino en la vida.

Lo propio acontece con la salud colectiva. Da igual que la causa sea una epidemia, una catástrofe telúrica, una insurrección armada. La salud social se ha quebrado. Hay ruido en la vida comunitaria.

Los procesos de *explicar* y *comprender* muestran aquí sus diferencias. Explicar se aplica a los átomos del entendimiento. Pueden interactuar como las bolas de billar en la imaginación. El microbio causa la enfermedad. El tumor se produce porque unas células se alteran.

Igual en las sociedades. El virus entró a contagiar personas y altera la vida. El volcán destruyó parte de la ciudad. Pero hay más que eso. La vida total se ha perturbado. Y allí la racionalidad causal creada por la razón instrumental toca sus límites. Comprender no es solamente identificar causas. Aunque intuitivamente parece tener sentido, el discurso sobre los "determinantes sociales de la salud" para explicar patologías es tan obscuro como el "misterioso salto de la mente al cuerpo" con que Deutsch fundaba la patología somática basada en el psicoanálisis. En ambos casos se trata de identificar los eslabones intermedios entre los orígenes o causas y los resultados o efectos.

Ello no invalida el examen de las condiciones globales. Por el contrario, lo hace aún más imperioso. Porque precisamente allí donde enmudecen las cifras y las estadísticas entra la comprensión de sentido que depende de la sensibilidad y la vivencia, y que obliga a precisar que se trata de lenguajes diferentes que responden a finalidades y preguntas diferentes.

El nuevo texto de alteridad que el trastorno crea exige una hermenéutica. Comprender e interpretar es distinto de explicar. Compréndense siempre totalidades. Y el círculo hermenéutico va de lo global a lo particular, y viceversa. Se sitúa lo que parece ser "el" problema en el plexo de "los" problemas. Así, un virus causa trastornos y puede explicarse. Pero la sociedad sufre en muchos planos.

Toda pandemia es una sindemia. Hay una *sinergia* entre distintas formas de alteración. Virus, desigualdades, injusticias, equilibrios psicológicos. Todo se altera.

Podríamos decir que el virus es "*ocasión*" para que se manifieste el trastorno. Pero el trastorno afecta a todas las esferas de la vida. Hay sinergia entre el contagio y el descontento social, entre el virus y el miedo o la angustia, entre las limitaciones de la vida social y la necesidad de sobrevivir económicamente.

El círculo hermenéutico, en estas circunstancias, puede enriquecerse con la idea de un "ámbito de experiencia" (*Erfahrungsraum*) y "horizonte de esperanza" (*Erwartungshorizont*) con que Reinhard Kosselleck caracteriza antropológicamente el devenir histórico.

Toda comprensión interpretativa es provisional y tentativa. Se basa en responder a una pregunta hipotética y examinar cuán satisfactoria es la respuesta considerando prospectivamente un futuro también hipotético.

Toda respuesta alude a un futuro de acciones

La Perspectiva Sindémica como clave hermenéutica

La perspectiva sindémica nació como una aportación de la antropología médica. Hay consenso en atribuir la acuñación del término a Merrill Singer en la década de los años 1990, consolidada en un libro del año 2009 (Singer, 2009).

El término quiso indicar que en las epidemias o pandemias suelen asociarse en forma sinérgica varias condiciones, afectando la salud de las personas en sus diferentes contextos: socioeconómicos, ecológicos o políticos. La palabra, por tanto, puede entenderse como la contracción de sinergia y pandemia (o epidemia), o bien como una forma de expresar ligazón de muchos ámbitos discursivos (por la partícula o prefijo "*syn*") que significa "con").

El enfoque ha sido empleado por diversos autores y su aceptación, aunque desigual, indica que llena una necesidad expresiva. Por de pronto, parece distanciarse del enfoque biomédico, que se enfoca en entidades mórbidas diagnosticables en individuos, las que aísla, estudia y trata con cierta independencia de los factores contextuales que permiten comprenderlas.

Las interacciones entre condiciones mórbidas aislables producen nuevos fenómenos, que son perceptibles en el plano social.

El énfasis está puesto en las poblaciones más que en los diagnósticos, pues en las poblaciones se producen los efectos de interacción; no implican solamente comorbilidad o coexistencia de condiciones, sino emergencia de nuevos desafíos, lo cual requiere estrategias de descripción, explicación y comprensión distintas de las habituales en el campo médico.

A menudo se escucha la expresión de que se necesita "intersectorialidad" para afrontar los problemas sanitarios. Significa consultar a diversos expertos que se supone aportarán sus visiones parciales para configurar una respuesta integrada.

También, en el pasado, ha habido en medicina perspectivas biopsico-sociales y holísticas. Se ha esperado que la yuxtaposición de metódicas podría conducir a un cuadro global. La impresión es que termina predominando una racionalidad metódica hegemónica, a menudo la clásica de la medicina orgánica, y la integración deseada no conduce ni a mejor diagnóstico ni a intervenciones mejoradas.

La perspectiva que abre lo sindémico es distinta.

No se trata de sumar causalidades, que son el producto de los métodos que explican efectos sino de abordar los fenómenos desde una perspectiva comprensiva.

Fundar una "hermenéutica sanitaria" que, sin despreciar las influencias causales posibles, permita comprender los fenómenos. Se trata de superar los "puntos de vista" y aproximarse a los problemas configurándolos como preguntas "humanas". Tal como uno se aproxima a un texto escrito en una lengua extraña u olvidada, no solamente para descubrir cadenas causales, sino para entender la valencia humana del problema o comprender los dilemas mediante vivencias.

Cuando se habla de "determinantes sociales" de la salud suele implicarse que la pobreza o la violencia estructural están ligadas causalmente, que determinan ciertas enfermedades. Lo problemático es que faltan los nexos o eslabones intermedios que explicarían cómo se produce eso. Ahí empieza una serie de argumentos que pasan por falta de acceso, decisiones políticas, economías que privilegian el capital sobre lo humano, pero no se toman en cuenta las interacciones.

Algo semejante ocurre con el descubrimiento de los "eventos vitales", que Holmes y Rahe indicaron como un factor cuantitativo que explicaba no las enfermedades sino la vulnerabilidad y la mayor disposición a comunicar síntomas.

Entendemos la "vulnerabilidad sindémica" como un enfoque que privilegia la comprensión más que los nexos causales, alejándose de las "hegemonías metódicas"; estas son hegemonías de grupos profesionales que imponen sus racionalidades predilectas y que definen los problemas "legítimos". Esta asimetría argumental (un discurso prevalece sobre otros) podría resolverse mediante diálogo entre discursos y perspectivas. Debería superarse lo meramente *multidisciplinar* (hay acuerdo en cometidos) pasando por lo *interdisciplinar* (acuerdo en cometidos y contenidos o definiciones) para llegar al ideal de lo *transdisciplinar*; en este último estadio hay acuerdo en *cometidos* (finalidades, tareas), *contenidos* (definiciones, saberes) pero también en *contextos*. Esto significa que los fundamentos de la autoridad se explicitan y se entiende el alcance de las afirmaciones por sus contextos, que otorgan validez y confiabilidad.

Lo limitante de algunas perspectivas es su ceguera frente a las contingencias históricas y culturales, y definir los problemas de salud desde conceptos de *enfermedades* en lugar de hacerlo desde *poblaciones*. Estas no solamente son substrato sino también formas vitales en las cuales lo mórbido se manifiesta. Algo parecido ocurre con las corrientes de *person centered medicine*, que se suponen centradas en personas y no en entidades mórbidas. En esencia, es la postura de la medicina antropológica de Heidelberg que se preguntaba, en la vida humana, por qué ahora, por qué así, cuando enfocaba la enfermedad. La biografía personal es como la historia social. Un campo de significaciones y emociones cambiante que puede servir de clave interpretativa para comprender qué significa la enfermedad, el menoscabo, la discapacidad y la minoración.

Es distinto comprender globalmente que aplicar el rasero de las entidades diagnósticas a la realidad y ver, por ejemplo, cuánta depresión hay en África o Europa usando criterios que tal vez en alguno de esos contextos no tienen valor porque reflejan una conceptualización ajena a la cultura local. Así, lo que se llama "depresión" en una sociedad no existe en la otra, por más que se intente buscar en la bioquímica una supuesta universalidad del trastorno.

Para una hermenéutica sanitaria se precisan miradas múltiples. Desde la del pensamiento causal hasta la de la fantasía. Sin ignorar que todo acto de comprensión vivencial implica un momento afectivo. Junto a la comprensión *(Verstehen)* ha de considerarse también el "sentir con", la empatía *(Einfühlen)*, pues conocimiento, comprensión y compasión son claves en todo proceso hermenéutico. Con la historia como telón de fondo. Que el tiempo, ineluctable, todo lo cambia.

Capítulo 14

Mejoramiento humano, diálogo, bipersonalidad

Introducción

La esperanza cumple un papel crucial en la perfección humana. Mejoras cognitivas, emocionales o morales no deben verse solamente en el contexto de las satisfacciones individuales sino en su futuro aprecio social. Por ejemplo, debatir sobre el mejoramiento farmacológico de la cognición exige considerarlo no solamente por los resultados en individuos sino por las consecuencias que la comunidad valorará positiva o negativamente. El necesario diálogo bioético no es por tanto una mera transacción entre individuos y procedimientos. Es una apertura a horizontes que encierran amenazas, esperanzas y desafíos. Es un diálogo proléptico, anticipatorio, aun cuando no sean predecibles todas las consecuencias ni imaginarse todos los escenarios. Bipersonalidad como clave no es simplemente diálogo en el presente sino diálogo en la esperanza, la temporalidad y el cambio. De allí derivan naturalmente los atributos de responsabilidad y esperanza que deben tener las decisiones éticamente fundadas.

1. Desafíos para el Discurso Bioético

1a) *Lo mejor como Progreso*

La idea de que las potencialidades humanas pueden optimizarse es una perpetua preocupación en casi todas las culturas.

Derrotar la enfermedad y la muerte, lograr belleza e inteligencia máximas son temas que preocupan a aquellos que han creado y mantienen la "medicina del deseo", la "política del deseo", la "economía del deseo".

Detrás de todas las ficciones optimistas sobre el futuro está la idea de progreso. Pues ¿en qué puede consistir el progreso sino en una consecución de lo mejor? Las "ucronías" (fuera del tiempo) y "utopías" son frecuentes. Pertenecen a los mitos perennes de la política.

El ascenso hacia lo óptimo, hacia lo ideal, puede estudiarse en el imaginario colectivo y en las percepciones individuales.

Es interesante contrastar la imagen de lo humano en la antigüedad clásica y en el Renacimiento con el concepto de sujeto humano de la edad moderna después de la Ilustración.

Hartmut Böhme habla de la "construcción mitopoiética" del sujeto basada en el estudio de textos y mitos. El mito, como forma simbólica que refleja la cultura, es indisociable de las concepciones de lo humano, de lo que es artificial y de lo natural.

Los textos presocráticos no permiten asegurar que sus autores se consideraran personas en el sentido moderno del término. Tanto Heráclito como Empédocles sugieren que los seres vivos son concreciones transitorias de fuerzas elementales de la naturaleza. Se puede haber sido niño, niña, pez, ave y estar en permanente ligazón con la naturaleza. Es una solidaridad de lo vivo como solamente podría reencontrarse en autores como Fritz Jahr cuando –sin estas conceptualizaciones– aboga por proteger la vida en todas sus formas. Y funda así el ideario bioético moderno en una forma que recuerda que todos los seres comparten la esencial solidaridad de la vida.

No hay en los presocráticos la noción de individuo versus naturaleza. Todo está unido en una fusión inalterable. Sentir es lo mismo que pensar. La materialidad del cuerpo es la materialidad de la naturaleza. Solamente existe lo material, lo sensible.

Julian Jaynes, en su libro *The origin of consciousness in the breakdown of the bicameral mind* (1976) propone que la conciencia individual fue algo ajeno a los griegos clásicos. O, por lo menos, algo diferente de lo que hoy conocemos.

1b) *La construcción del sujeto en la mirada*

Platón introduce la noción de que la materialidad de los sentidos no permite la constitución de una individualidad anímica. La razón debe guiar hacia la contemplación de las ideas, que son lo opuesto, o al menos algo distinto, de lo que producen los sentidos. La razón es el auriga que conduce el carro de lo sensible.

La idea de sujeto se puede reconstruir con base en mitos que destacan el poder del mirar y la mirada.

La religión hebrea da señales de que Yahvé es el que mira. *Angeschautwerden* (ser mirado u observado) significa estar a disposición de la divinidad, ser constituido por la mirada.

La mirada puede ser buena, espejo de lo divino, que devuelve la imagen del ser finito que desea parecerse a Dios. San Agustín se verá a sí mismo hundido en el fango de la carnalidad gracias al espejo de la mirada divina. La ruta de la perfección pasa por cumplir con el precepto de parecerse a Dios y ser digno de su ojo omnisciente.

Pero puede haber mirada mala, que mata. Como la de la Medusa

Así, Perseo logra matar a la medusa porque es capaz de sustraerse a su mirada acercándose a ella por el reflejo especular en su escudo. Así escapa al maleficio, tan potente, que la cabeza cercenada de Gorgona sigue siendo capaz de producir muerte.

Otro ejemplo del valor de la mirada en la constitución del sujeto lo brinda el mito de Narciso, narrado por Ovidio. La ninfa Eco se enamora de Narciso, pero este no le corresponde. Ella se pierde al no ser apreciada y se convierte solamente en reflejo de otros, en eco. Narciso descubre la belleza de otro que es él mismo en la fuente en que se refleja. Se enamora de sí mismo, y con ello se constituye en sujeto incompleto pues su beso no va a otro sino a sí mismo.

El mito de Narciso sugiere que la verdadera completitud de la persona en mirar y ser mirado se da en la relación con otro; al instalarse se convierte en interlocución –en inter-mirada. Es una forma de *bipersonalidad* y uno de los fundamentos de la medicina antropológica y dialógica que Paul Christian y la escuela de Heidelberg preconizaron.

No hay un yo sin un nosotros, lema de la pedagogía herbartiana, indica que siempre se está constituido por relaciones. Se es padre de hijos, hijo de padres, hermano de hermanos. Los seres humanos son seres relacionales, no en el sentido sensorial de los presocráticos, parte de un cosmos poroso y omnipresente, sino como entidades históricas. Con límites, con márgenes, con separaciones.

Tal vez se aspire siempre a la unidad perdida en el paraíso de lo natural, ese paraíso de la divina *Physis* universal que todo lo contiene y todo lo anima. Donde no existe la conciencia de desnudez que se presentó a los protagonistas del mito bíblico de Adán y Eva, que se reconocieron diferentes en la mirada.

Todavía en Paracelso domina la esencial articulación de todo el cosmos. El ser humano como microcosmos reproduce en sí el macrocosmos. Todo se liga con todo en una semiótica universal que explica las similitudes entre plantas, estrellas, cualidades del cuerpo y del alma, elementos constituyentes de una unidad en la cual el sujeto no es individuo sino *subjectum* sometido a los designios de la Naturaleza. El ser humano está sometido a la Naturaleza, es súbdito y no amo.

2. El diálogo reconstructor de la Unidad

La primordial unidad con el cosmos puede rescatarse mediante el diálogo entre entidades individuales; para existir plenamente deben suspender sus individualidades y fundirse en la tarea común. En el diálogo esa compartición de espacios que el lenguaje capta plenamente cuando equipara "*yo*" a "*aquí*", "*tú*" a "*allí*" y "él" al espacio común (recordemos a Ernst Cassirer sobre el origen de las nociones de espacio, tiempo, número y persona en el lenguaje, y las diversas formas en que las lenguas abordan estos desafíos de construcción eidética). Y las fases *mimética*, *analógica* y *simbólica* que se transitan en la constitución de las lenguas y las constelaciones morales.

Cuando hoy día se habla del mejoramiento de las personas se piensa ante todo en el perfeccionamiento de rendimientos individuales, en conductas competitivas que se verían favorecidas por manipulaciones del propio cuerpo. Por ejemplo, estimulaciones eléctricas, drogas maravillosas, dietas especiales.

Esta orientación de la idea de la optimización se basa en la idea de que los individuos se constituyen aislándose unos de otros mediante membranas. La membrana del propio cuerpo, que es la piel, tiene sobre sí la membrana del poder-hacer, que es un poder físico y un poder espiritual al que se tiene respeto. No se toca sin más a las personas santas o poderosas. Se las protege del contacto. Igual que el dinero a los ricos, cuyo máximo poder reside en la posibilidad de aislarse en la privacidad. El dinero y el poder consiguen el aislamiento deseado.

La enfermedad, la locura, la pobreza y el crimen resultan en un aislamiento no deseado, que al manifestarse reducen la vida de las personas, las hace ser incompletas.

El mito del Andrógino de Platón sostiene que andamos en busca de nuestra "otra mitad", que reconoceremos en la mirada, el superior de los sentidos, el más alejado de la corporalidad pura. Será en el entrecruce de miradas que hallaremos las respuestas a nuestra angustia. Porque las miradas, las caras, son como espejos. Y los ojos de quienes nos miran son ventanas hacia las almas.

Rof Carballo ha recordado estas ideas en su *Urdimbre afectiva y enfermedad*, recapitulando lo esencial de una medicina dialógica (1962). Y Laín Entralgo (1996) nos recuerda que la amistad verdadera se da en los planos de la beneficencia, en la benevolencia, pero sobre todo en la entrega, en la apertura de la confidencia. Que es como mostrarse ante los demás como los espejos lo hacen, sin alterar nada.

El mito solipsista cartesiano, en que solo pensar y dudar funda la existencia individual, necesita de ampliación. Ella se encuentra en algo implícito en la misma fórmula, la cual debe leerse "*Digo* que pienso, luego existo". Este eslabón verbal nos sitúa en el plano del lenguaje, que siempre es realidad compartida. Preexiste al dicente pues se nace en una comunidad de hablantes. Una comunidad de hablantes es una comunidad moral, pues el lenguaje atesora los símbolos de la cultura, aquello que es bello, noble, feo, ingrato. Todo. Las lenguas son comunidades de experiencia y expresión. Son el reducto de lo moral, pues la moral es aquello que se nos dicta hacer sin reflexión propia. Que empieza a ser ética cuando comenzamos a abandonar la imitación y la analogía y reflexionamos sobre los símbolos ocultos; cuando se da nombre a través del espejo de la razón (reflexionar es reflectar) pero se devuelve el destello con un aura de creación. De hecho toda *mímesis* es también *poiesis*. Siempre que se haga activamente, toda imitación es creación, pues no solo se repite sino también se agrega comprensión e interpretación cuando se hace a conciencia.

En la construcción del sujeto, más allá del *dictum* cartesiano, debe incluirse el "trato" con las cosas y las personas, que siempre es lingüístico e interpretativo. En ello estriba el aporte de Paul Ricoeur a las ciencias humanas (2007). El sujeto moderno es un intérprete, un hermeneuta que crea realidades

3. Experiencia y Esperanza, categorías ontológicas de lo humano

En el "campo de experiencias" (*Erfahrungsraum*) de la vida activa se construye el "horizonte de expectativa" (*Erwartungshorizont*) que nos permite anticipar lo que es bueno y correcto o concebir la esperanza. Estas dimensiones antropológicas que sirven para reconstruir historias conceptuales (Kosselleck, 1993) plantean el problema de la prolepsis o anticipación. Toda mejora está en un futuro. Incluso la nostalgia de una pasada Edad de oro es una esperanza en su retorno, como es la venida del Mesías. Lo mejor es el futuro aunque signifique revivir el pasado.

Lejos de ser el mejoramiento humano algo meramente *reactivo* a la administración de una droga o a la intervención en el cerebro, es *proactivo* en el sentido de que el efecto de esas manipulaciones dependerá del contexto en que ocurrirán y que anticipan. Esto es obvio en todas las manipulaciones *psico* (farmacológicas, experienciales, verbales) y debe tenerse presente cuando se proponen regulaciones ya que deben prevenirse las consecuencias en el contexto. Las expectativas están acuñadas en el lenguaje. Basta usar unas palabras en lugar de otras y el efecto es diferente. Así lo demostraron los clásicos experimentos de Marañón y de Schachter y Singer, cuando observaron que los cambios corporales inducidos se interpretan en términos de emociones diferentes según el contexto. La adrenalina en un grupo alegre produce alegría. La taquicardia será rotulada de miedo o éxtasis según dónde y con quién nos encontremos en comunidad lingüística y obtengamos de ella claves para "denominar" o "rotular" lo que se siente. El cuerpo es un producto de la cultura y crea la cultura, pues el centro es siempre el yo y la periferia son los otros. Los números originales son mis dedos o mis partes corporales. La abstracción no es tema de mejoramiento, si bien los efectos de la esperanza son tan potentes que pueden causar efectos deseados y no deseados. Cuando se habla de perfeccionar o mejorar al ser humano se manifiesta una expectativa que para concretarse requiere de otros humanos. En la bipersonalidad y en el diálogo se encuentra la clave del mejoramiento y la optimización de las personas, tanto en la vertiente subjetiva como en la objetiva.

4. Las formas de lo Dialógico

El diálogo puede ser *inmediato*, de persona a persona, de yo a tú y viceversa, o *mediato*, a través de la palabra escrita que manda, prohíbe o permite (usualmente la ley), pero también de la costumbre y la tradición no escrita que se codifican en signos y símbolos.

Es importante destacar que el *resultado* puede verse en el individuo pero el "*outcome*", la consecuencia final, depende de la sociedad y su entramado lingüístico. Debe considerarse la pluralidad de voces que intervienen en la legalidad y la moralidad (en sentidos no jurídico ni religioso) para hablar de lo "correcto". Superamos la pura transacción entre individuo y manipulación y nos concentramos en la interacción estructural, polivalente, polifónica, de todas las voces sociales. Una aparente mejoría individual puede ser valorada en una comunidad o en una época pero despreciada o censurada en otras. Tener mejor atención, ser más rápido, puede favorecer en un ambiente y ser deletéreo en otros.

Ocurre lo mismo con la edición genómica, la eugenesia o la selección de especies. Perdiendo biodiversidad y diversidad humana pueden ser prácticas negativas en contextos determinados o a largo plazo. Mejoramiento, Optimización son condiciones relativas, dependientes de tiempos y lugares configurados por comunidades de hablantes que aprueban o reprueban una forma de ser humano o un estado de la persona.

Esta relatividad está en la vida diaria. El alcohol puede decirse que "mejora" o crea estados positivos en las personas. Sin embargo puede ser objeto de censura o prohibición según el contexto, según la situación, según los interlocutores.

Tener buena memoria puede ser ventajoso. Pero si es disruptiva, de acuerdo con los cánones de los otros y al diálogo social no lo es. Recuérdese a *Funes, el memorioso*, el significativo relato de Borges. La memoria universal daña, no mejora.

Longevidad y perennidad pueden ser valiosas. Pero al final no lo son tanto. Recuérdese *Todos los hombre son mortales*, de Simone de Beauvoir (1976).

El "doping" deportivo sin duda mejora rendimientos. Pero en el diálogo social es condenado si no se declara o si altera lo esperado por la justicia en las competiciones.

Necesitamos más que una consideración *"transaccional"* del mejoramiento humano, una perspectiva *"estructural"*, que considere la dialogicidad inherente a las prácticas humanas. La bipersonalidad es un aporte en dirección a pensar esta contextualidad estructural. Esto significa que una intervención no puede ser rotulada de positiva simplemente por los efectos individuales. Necesita ser evaluada en el contexto social y cultural.

5. Lo natural y lo artificial son producto de la Cultura

Para juzgar si algo mejora o empeora lo humano se precisa una "competencia estructural", más allá de la simple "competencia cultural". Esta permite valorar la diversidad *entre* las culturas. Aquella valora la diversidad *dentro* de las culturas. Las estructuras sociales difieren de cultura a cultura. Las culturas no son monolíticas construcciones valóricas e institucionales. Muestran notable diversidad y aún contradicción en sus formas de nacer, crecer, manifestarse. Se necesita por tanto una mirada diacrónica, histórica, y una sincrónica, contextual, para detectar homologías, analogías y equivalencias.

Nunca ha existido el "hombre natural" o la "mujer natural". Precisamente, como ya recordaba Ortega y Gasset, el hombre (el ser humano) no tiene naturaleza, tiene historia. Cuando se habla en nombre de lo natural suele hacerse basado en creencias y construcciones. Lo esencial humano es una forma de artificio basada en prácticas de lenguaje. Cuando por creencia religiosa se condena la reproducción asistida, por ejemplo, no se advierte que los medios que la posibilitan son también productos y logros humanos. Cuando se condena un comportamiento "anormal" se ignora que la noción moderna de normalidad es artificio estadístico que nunca refleja cabalmente la diversidad de lo humano. Aún la idea de enfermedad, aparentemente tan unívoca e irrefutable, debe verse en contexto. Lo mórbido puede producir *menoscabos, discapacidades* o *minusvalías*, pero de un modo u otro, por las propias fuerzas o con ayuda de otros, pueden compensarse y producir vida vivible. El corolario de esta argumentación es que la artificialidad es indisociable del ser humano, algo que no se comparte con todos los animales. En esta artificialidad está presente la motivación y la expectativa de "mejorar", pero este mejorar va asociado a la valoración social en un tiempo y en un lugar determinados (en un contexto cultural).

6. La Bioética, cultura epistémica híbrida y dialógica

Con el concepto de bipersonalidad se destaca la estructura dialógica del con-vivir humano reducido a su núcleo esencial: el tú al tú. Todas las formas de la sociabilidad, incluyendo las redes sociales amplias, se reducen a este radical, fundante de la solidaridad, la reciprocidad y el altruismo. Esta díada esencial se basa en el contacto interpersonal en el que la mirada y el reconocimiento del Otro permiten fundar una *praxis comunicativa* en la cual quienes intervienen se reconocen como interlocutores y se respetan en sus similitudes y diferencias. El imperativo bioético se compone por tanto de respeto, tolerancia y "dialogicidad". Cuando falta algún componente y se instala la distancia (que puede ser simbólica o real) la percepción del otro se reemplaza por estereotipos o indiferencia. La distancia social o geográfica, que es fuente de extrañamiento, permite des-humanizar a otros seres humanos y alienta la discriminación, el estigma y el antagonismo.

La concepción dialógico-narrativa de la bioética supone considerar a esta una disciplina híbrida que combina no solamente discursos y personas sino también formas de interpretación

7. Personalización clínica de los Principios bioéticos

Las prácticas discursivas fundamentan una ciencia de acciones (praxiología), pues de tal modo debe concebirse la medicina. A diferencia de una ciencia de objetos, lo bien o mal hecho prevalece sobre la certidumbre sensorial o la comunidad de expertos que dan por ciertas las observaciones.

La orientación personalista de la bioética supone que los principios son palabras vacías mientras no ingresen al campo vivencial de las personas. Especificar un principio abstracto es traer un ideal al terreno de las prácticas, confrontando lo esperable con lo percibido. La autonomía ideal no es idéntica a la autonomía empírica, pues en esta deben considerarse circunstancias existenciales que modulan el germen de lo que puede llamarse autonomía en términos generales.

La pura mención y aplicación de los principios, como el mantra de Georgetown, no debe contentar en el proceso de considerar al sujeto en la medicina. La subjetualidad –no es la simple subjetividad solipsista sino la consideración del Otro en una praxis comunicativa– exige encarnar o representar los ideales en los tiempos y lugares concretos en que ocurre la acción humana. Por eso sigue siendo esencial revivir la idea de un "axiograma" al modo como otros documentos de la historia.

A.- Idea de la textificación universal y narratividad (como texto en la espiral del tiempo, que nunca vuelve). Polisemia y multitextualidad. La dificultad de la traducción, del correlato y la necesidad de interpretar-integrar y situar en contexto lo comprendido). Círculo mimético.

B.- La historia: universal y especial, colectiva y personal, en clave de las dimensiones antropológicas de Kosellek (2002): experiencia y expectativa (*Erfahrungsraum* y *Erwartungshorizont*, que puede ser *Hoffnungshorizont*, horizonte de esperanza)

C.- La historia médica en perspectiva diacrónica y sincrónica. Los conceptos como suma de ideas o representaciones propias de una época (*Veritas filia temporis*). *Vir bonus medendi peritus*, está bien, pero qué significa sanar, qué significa curar, qué significa acompañar.

D.- Ficción e historia: claves para su empleo en el discurrir personal y en el decurso social. *Geschichte* (lo narrado), *Historie* (lo que ocurrió en realidad).

E.- El futuro de una comunidad de prácticas: la medicina en la era digital. Y el papel del modo bioético de leer los textos plurales. Es un modo hermenéutico: prejuicio, juicio, convicción. Describir, comprender, interpretar.

Capítulo 15

Culturas epistémicas: el papel del discurso bioético en medicina

1. El Valor social del discurso bioético como Puente entre Discursos

Desde que se instaura el discurso bioético adquiere la forma de un *movimiento* más que de una disciplina, aun con opiniones superficiales en contrario.

Es necesario distinguir, cuando se usa el vocablo bioética, si se refiere a una praxis social, a un modo de formular y resolver problemas o si se trata de una disciplina, esto es, un discurso formalizado con socialización, retórica, semántica y pragmática propias. Es en todo caso notable que la reiteración trivial de sus componentes (*bios* y *ethos*) se reitere acríticamente sin considerar los condicionantes de su génesis y las redes de intereses que se han formado tras su socialización en el último tercio del siglo XX.

Debe notarse cuán fácilmente ha sido instrumentalizado por grupos e ideologías que redujeron sus aportes a consignas relativamente aceptables, como aquellas relacionadas con la equidad y los derechos. El carácter mesiánico de algunas declaraciones de sedicentes "bioeticistas" y el "furor fundacional" con que distintas personas y grupos se arrogan la calidad de pioneros indican una institucionalización necesitada de revisión.

Más que contenidos, lo que me gustaría destacar del empleo del discurso bioético es la posibilidad de formular y usar procedimientos de interpelación interdiscursiva.

Esto significa acceder a comprensión de retóricas y finalidades de los diferentes actores y agentes sociales cuando se refieren a sus ideas sobre el bien común. Y accesoriamente a la posibilidad de armonizar datos, hechos, percepciones, expectativas y prejuicios antes de tomar decisiones. Un equilibrio reflexivo amplio, como no lo logra la pura elucubración filosófica, exige familiaridad con distintas praxis discursivas y con distintos conocimientos. Entiéndase aquí por conocimiento no la acumulación de informaciones sino su estructura, la organización que estas adquieren para hacerse inteligibles y cumplir un papel social, pues el conocimiento no es solamente erudición pasiva sino fuerza productiva de procesos sociales. Saber, saber-hacer, saber-estar y hacer-saber son formas en las que los comportamientos se modifican y se aproximan a los estados deseables o ideales de personas, instituciones y sociedades.

2. Medicina, Ética, Moral

Lo esencial: la medicina es una práctica social codificada. Esto significa que existe una forma canónica de practicarla, que depende de los textos fundacionales en que se apoya en una época determinada.

Algunos textos, probablemente los más influyentes en la época científica, son textos escritos.

Otros, sin embargo, son textos corporales. La conducta humana siempre ha estado señalada por ritos y liturgias que confieren sentido y trascendencia a las acciones. Incluso antes de escribirse, las prácticas que llamaríamos médicas estaban insertas en un plexo de comportamientos, en formas de interpelar y responder, en acciones y funciones sociales que les conferían sentido, aceptación social y, como consecuencia, poder.

Llamaremos medicina, en sentido amplio, al conjunto de las prácticas y las instituciones destinadas el bienestar humano. Tanto a recuperar funciones y capacidades reducidas o perdidas como a la mantención de una forma de bienestar que se suele identificar con la palabra salud. El principal error de equiparar medicina con salud es que esta es siempre una construcción personal, una narrativa de sí mismas que las personas construyen basándose en sus capacidades y en el uso que pueden hacer de ellas según la situación. Suele usarse el polisémico constructo *calidad de vida* para soslayar la inevitable connotación valórica (y por tanto relativa) de la palabra salud para referirse al goce más o menos pleno de las potencialidades de un ser humano.

En cualquier caso, medicina, como concepto histórico, acepta una gran variedad de expresiones; no es casual que aplicado a épocas pasadas sus acepciones actuales y sus determinantes deban modificarse según los contextos en que se emplea. Así, el médico medieval y renacentista, y hasta bien entrado el siglo XIX, no disponía de muchos elementos curativos o sanadores. Su práctica, como toda práctica, estaba influida por los prejuicios, los mitos y las costumbres de la época. En ocasiones predominó una orientación demiúrgica, en otras una empirista, muchas veces una racionalidad basada en lo que era entonces la idea de Naturaleza. Estas claves para entender la práctica social son esenciales para aproximarse a las relaciones de *textualidad* y medicina que es necesario sugerir.

La forma de textualidad humana más universal es la narrativa. No se trata solamente de proponer signos y símbolos que reemplacen a las cosas (o palabras que tienen el poder de estas). Se trata, esencialmente, de que los textos humanos discurren. Están en permanente mutación mimética, en que la *prefiguración* (*mimesis praxeos*), la *configuración*, la *refiguración* y la comprensión juegan papeles decisivos en su eficacia, incluso en su misma existencia.

Así, lo que llamamos salud personal es una narrativa de sí misma que las personas configuran considerando sus expectativas, sus confrontaciones con otras personas y con el entorno. Basta comprobar cuánto puede adaptarse una persona con menoscabos, discapacidades o minusvalías cuando dispone de los recursos, propios o ajenos, para tener un grado de satisfacción personal compatible con su idea de florecimiento y satisfacción. Lo que era buena salud en el Medioevo europeo ciertamente no puede parangonarse a lo que es salud hoy día en Europa. Si se agrega el factor geográfico, las discrepancias no pueden ser mayores. Ello no solamente se refiere a los condicionantes físicos, sociales o psicológicos. Se refiere al conjunto de lo que suele identificarse como vida buena, vida digna de ser vivida.

El plano de la salud colectiva también es una narrativa de muchas voces. Están los niveles de lo realizable en el entorno familiar, en las comunidades y en las organizaciones sociales, macro o micro, que se articulan en la idea de Estado. La idea de que estar bien es un derecho humano, aunque prevalente, no puede disociarse del deber que tienen las personas y las comunidades de reflexionar y actuar conforme a los ideales valóricos de su época y circunstancia. Con ingenuidad la idea estadounidense del *decent minimum* indica una suerte de etalón, o paradigma, o modelo, que debiera presidir las construcción del "sujeto" en una discursividad que considere las aportaciones de las ciencias, las convicciones ideológicas y religiosas, y las expectativas engendradas por el horizonte de esperanza que acompaña al hecho de ser humano.

Todos los esfuerzos conceptuales de la institución social de la medicina, explícitos o tácitos, se dirigen a legitimar ciertas prácticas según valores y convicciones que merecen ser preservados, promovidos o estimulados. Correlativamente, define lo que no es aceptable, lo que debe evitarse y lo que debe prohibirse. Sabemos que cuando estas admoniciones proceden de las ciencias empíricas, en la actualidad gozan de mayor prestigio que las derivadas de las creencias. La tensión entre dato (o hecho, *fact*) y creencia (*belief*) está arraigada en el inconsciente colectivo. Pero comprobamos una y otra vez que no hay hechos sino siempre interpretaciones. Por ejemplo, la lectura de instrumentos produce textos cuya indudable veracidad no admite réplica por su carácter reproducible y mecánico. Las máquinas emiten datos que forman juicios sin estar sometidas al cansancio, el prejuicio, o la limitación del conocimiento individual. No es de extrañar que tales textos gocen de aceptación y dirijan la práctica.

La tesis de la textificación universal debe por ende complementarse con una sobre las formas de lectura de los textos. Ningún texto tiene una única lectura. Los textos viven en sus intérpretes, y si no existen estos no existen los textos. Al menos los textos con eficacia social, que son los que interesan. Saber es poder. Poder hacer. El conocimiento es una forma de organizar textos (informaciones) de modo que conformen unidades coherentes, con sentido, pero que al mismo tiempo sean operativos, u operantes, en las relaciones sociales y en el imaginario colectivo que llamamos realidad.

Es así como se puede proponer un conjunto de claves de lectura: el mismo texto puede leerse con propósitos edificantes, educativos, provocadores, persuasivos, emotivos. La comunicación pura, desinteresada, es una ficción. Hay intereses sociales e intencionalidades en cada acción y por ende en cada fundamentación discursiva, racional, razonable o emotiva, de los actos y los comportamientos. Parte del problema es reconstruir las intenciones de los creadores de los textos, entender su circunstancia, sus motivos, sus limitaciones. Esta hermenéutica, en los textos producidos por seres humanos, exige sensibilidad estética e histórica. Pareciera ser que los textos maquinísticos tuvieran interpretaciones unívocas. Una radiografía o un electrocardiograma, rectamente interpretados, parecieran contener verdades inequívocas. La paradoja reside en que el primer plano de la comprensión se alcanza sin dificultad (¿hay o no tumor o un infarto?) pero en medicina el plano de la interpretación exige varios niveles de lectura. No basta con comprobar una lesión o una anomalía. Las personas se interesan por saber qué significa, qué implica, qué supone y qué anticipa. De allí que en el entramado textual de lo anómalo distingamos muchos hablantes: el subjetivo (*illness*), el concreto y universal (*disease*) y el social (*sickness*). Cada una de estas voces crea un discurso incompatible por definición con los otros; para entenderlo correctamente ha de recurrirse a la estrategia del posicionamiento contextual. El lenguaje del malestar personal (*illness*) no tiene valor si no se lo sitúa en el de las comprobaciones sólidas y empíricas (*disease*) y en el de la valoración social (*sickness*). Las frecuentes discrepancias indican que una perspectiva global no consiste en allegar más datos empíricos (bio-psico-sociales) sino en comprender y sobre todo interpretar. El "organon" de la interpretación es la persona humana y esta funciona con métodos, pero también con modos. Esto es, de forma mecánica y de forma intuitiva. Método es, por ejemplo, la estadística. Modo es la empatía y la ecuanimidad. Cada uno de los textos requiere de contextos para una correcta intelección y comprensión.

La "textificación automática" modificará el modo como concebimos la profesión médica. Pero la institución de la medicina no se restringe solamente a diagnosticar, tratar y pronosticar. Se dirige a brindar satisfacciones y buena vida. De allí que podríamos seguir defendiendo el componente personal y humano en esta época de inteligencias artificiales y robotización.

Cabe –en una nota marginal– observar que no se pretende hacer de la medicina la piedra fundacional de la sociedad. Como metáfora, ya decía Virchow que la política equivale a la medicina del conjunto y que ella era, en el fondo, una ciencia social. Advirtamos que la especialización de las profesiones discurre por caminos distintos de sus racionalidades constituyentes. Las profesiones no se forman y conforman solamente por informaciones y saberes. Se basan, también, en intereses de otra naturaleza: económicos, encráticos, identitarios. Son tecnologías con sentidos diversos: productivas, dramatúrgicas, de poder, identitarias. No es aventurado decir que el auge de las ciencias empíricas llevó a pensar que los oficios técnicos (como el del médico) pudieran obtener de ellas un prestigio que fundamente poder y riqueza. Y se dice que la medicina científica es mejor que otras (prácticas sociales) porque está avalada por la racionalidad instrumental.

Sin embargo el clima epistémico fundamental de los oficios no es la verdad sino la plausibilidad y la certidumbre. Una profesión se alimenta de muchas racionalidades. Es una comunidad de "prácticas", que exige un ente organizador, un lector pluritextual que pondere, jerarquice e interprete con ecuanimidad (pero con humanidad y empatía) numerosas informaciones. Algunas son explícitas, públicas, reproducibles. Otras son implícitas (Polanyi, 1958), modales, estéticas, intuitivas, inefables. El intérprete ha de seleccionar qué aspecto de los textos que se le ofrecen es relevante, cuándo y por qué. El médico puede sanar a veces, curar aun menos veces, pero acompañar siempre si sabe "leer" la compleja y polisémica realidad de lo que se presenta ante él. Sobre todo porque los textos son muy diversos y sus significados inconmensurables. Lo que se pide al práctico no es que sepa mucho sino que además comprenda e interprete. Y sus interpretaciones, para tener eficacia, deben ser aceptadas y acatadas por quienes dice servir. Son facetas del oficio que no basta con circunscribir en la vieja fórmula de "ciencia y arte", si bien esta dice más de lo que parece. No siempre es bien entendida. Porque el arte, si alguno, es el arte de leer, comprender, interpretar textos polisémicos, creados en circunstancias y con propósitos dispares, con signos incompatibles entre sí, y sobre todo, con imposibilidad de traducciones unívocas.

Aquí procede recapitular el concepto de "tríada psicofisiológica" y la inanidad de buscar traducciones o correlatos. Buscar las bases neurobiológicas de la esquizofrenia no es traducir síntomas a neurotransmisores. Es aportar una hermenéutica complementaria a las lecturas del hecho humano que está detrás de un rótulo diagnóstico. Agrega un texto, cuya lectura necesita ser comprendida en el contexto de otras narrativas.

3. Ciencia de palabras

Hemos destacado la distinción entre ciencias de objeto y ciencias de acciones. Las primeras se abocan a circunscribir un objeto de conocimiento, que construyen y descontruyen a tenor de experiencias. La validez de sus aspiraciones de certidumbre se basa en la concordancia entre diferentes observadores.

Las ciencias de acciones, en cambio, basan su legitimidad en actos bien o mal hechos. La certidumbre es la eficacia de tales actos para fines aceptados. Típicamente, la medicina puede entrar en este campo, pues lo que el médico hace o ejecuta son actos, de cuya eficacia depende su aprobación por parte de una comunidad de pares o por parte de quienes reciben sus efectos. *Handlungswissenschaften* (ciencias de acciones, praxiologías) son en realidad los oficios codificados como profesiones, pues están animadas y constituidas por ideales valóricos.

Puede proponerse una tercera, quizá muy inclusiva, variedad de disciplina.

En realidad, creemos que las ciencias y las profesiones en ellas basadas son ciencias de palabra. Por ello quiero significar que *scientia* y *ars* se unifican en *logos*.

De lo que se trata, entonces, es de averiguar la función de la palabra en el contexto de los objetos que el lenguaje crea o las acciones que el lenguaje reproduce.

En una aproximación preliminar, puede distinguirse algunas funciones.

Primero, una mimética. Entendemos por esta la función descriptiva, que trata de transmitir lo visto, lo oído o lo experimentado. La descripción del signo, la reproducción del síntoma son mímesis, imitaciones en el plano del lenguaje.

Una función que debe precisarse es la eidética. De lo imitado se colige, o inventa, lo no visto aún, lo imaginado, pero lo imaginado según unas reglas que da el arte. Se elabora un concepto que puede vaciarse en muchas formas diferentes de expresión, según el contexto. Permaneciendo sin embargo una cierta constancia. La agrupación de síntomas y signos, su ocurrencia simultánea, pueden dar lugar a construcciones que ya no se encuentran en ellos. Son los síndromes, que el hablante experimentado, a modo de conclusión, presentará como unidades perceptuales.

Otra función de la palabra en medicina es la poiética. Así se crean entidades mórbidas basadas en las ideas condensadas en las palabras miméticas y eidéticas, enriquecidas por la experiencia y constituyentes de nuevos conceptos. Las enfermedades, por ejemplo, no son solamente designaciones de sucesos, síntomas, signos. Son, además, entidades con valor prospectivo, pues la palabra aúna en sí una experiencia comunitaria sobre evolución, pronóstico, indicaciones para acciones. Lo extralingüístico enriquece las palabras.

También existe en la medicina una función performativa de la palabra. Que suele ser la palabra curativa, el *logos kaloi* de la psicoterapia. Es la palabra hecha acto eficaz. Lo que el sacerdote dice cuando pronuncia un pacto matrimonial o confiere la dignidad cristiana del bautismo es una palabra que al ser pronunciada tiene efectos en la sociedad, en las personas, en la historia. Tal función existe en lo médico, bajo cualquiera de sus formas. Pronunciar un diagnóstico, dar palabras a lo innominado es acto taumatúrgico y ritual, tanto como lo es la palabra de consuelo o la palabra que cura.

Estas funciones de la palabra deben situarse en el contexto de la institución social que llamamos medicina, orientada a describir, diagnosticar, pronosticar, prevenir y tratar lo anormal y lo mórbido. Cada una de estas acciones incluye las funciones de la palabra arriba descritas.

Los practicantes del oficio basan sus acciones en conocimiento y en intuición. Por ejemplo, la distinción entre lo anormal y lo patológico se sustenta en que si bien todas las patologías son anormalidades, no todas las anormalidades son patologías. Para serlo han de producir efectos que dañen o enturbien la vida, la limiten de alguna forma, causen sufrimiento, dolor o desprecio. Por cierto, ninguna de estas limitaciones es independiente del contexto externo. Algunas variedades de trastorno o anomalía son soportadas en algunas sociedades y menos en otras. La dolencia "cotidiana", que no amenaza la vida, es diferentemente cualificada en el gerente que en el portero de una empresa, y da lugar a diferentes construcciones sociales del "papel de enfermo" (*sick role*), que siempre conlleva derechos y deberes. El papel social de enfermo empieza en realidad con la rotulación o etiquetado de una condición que se juzga anómala o limitadora por parte de un agente calificado para darle nombre. La afectación de las funciones sociales dependerá de que la persona rotulada acepte la etiqueta y la "viva" o interprete según sus opciones, personales y sociales, su grupo de referencia, sus apoyos sociales, su "capital" social.

La narración es la clave para entender. No solamente la emergencia de la idea misma de lo anómalo y lo mórbido (con sus inevitables y múltiples matices), sino también en las declaraciones autónomas y heterónomas de enfermedad: *illness, sickness, disease*. Ellas son siempre narraciones, esto es, palabras que funcionan en la espiral del tiempo. Sentirse enfermo, tener una enfermedad y ser considerado enfermo no son estáticas determinaciones, son decursos y transcursos vitales animados por y reflejados por la palabra en el tiempo.

Tiempo no lineal. Tampoco cíclico. Ni la vida es una flecha que surca el tiempo sin dejar estela. Ni se repite siempre lo mismo, por más que el recuerdo quiera hacerlo. Es una espiral. En esta figura se captura lo esencial de la vida. Parece repetir sucesos y circunstancias gracias a esa posibilidad de inventarse (o narrarse) un pasado que llamamos memoria. Pero siempre con el agregado del ineluctable transcurrir. Se combina así la línea unidireccional del tiempo físico con la circularidad del tiempo rememorado. Y así nace el tiempo biográfico, mezcla de recuerdo, invención, expectativa y narración de sí mismo.

Lo que está a la mano, lo que se tiene o se cree tener, siempre va matizado por esperanza y expectativa. A veces se llama a esta dimensión antropológica *predicción*, cuando se la cree avalada por empírica comprobación de datos. Otras es *profecía*, cuando la esperanza o la intuición del futuro son creencia en el porvenir. Y aún más ampliamente, se habla de *destino*, de *fatum*.

Experiencia y expectativa son dimensiones antropológicas que cualifican lo que entendemos por historia, tanto individual como colectiva. Y la forma de registrar, dar permanencia y comunicar los estadios de esta espiral que es la vida humana (personal o colectiva) es el concepto. No es mera palabra sino palabra enriquecida por experiencia y animada por futuros posibles.

Piénsese en la idea de personalidad, como concepto que encuentra expresión y concreción en muchas formas eidéticas particulares, y en descripciones miméticas aisladas que permiten deducciones. Las palabras que la constituyen pueden provenir de la empiria científica o del lenguaje de lo cotidiano. Pero no es meramente descripción lo que se asocia a ellas. Es también predicción. El momento proléptico que integra el lenguaje responde a la categoría antropológica de la expectativa o esperanza. Que –ya lo decíamos– puede ser predicción o profecía. Es la primera cuando se la cree mecánica y causalmente derivada de un estado presente que se extrapola. Es la segunda cuando la anima la esperanza o el deseo o la emoción.

El acto diagnóstico, que es siempre un acto cognoscitivo que se manifiesta en palabras contiene esta dimensión proléptica y fusiona experiencia (subjetiva y objetiva) con expectativa.

Todo esto acontece en el medio ubicuo del lenguaje. Y no se piense solamente en el habla. Piénsese en los lenguajes de las máquinas, en las expresiones de la fisiología, en los comportamientos, en las formas de gesticular y vestirse. En fin, en la polifonía de lenguajes que habitamos y nos habitan, cuya correcta intelección no es solamente materia de entender signos sino también de comprender contextos. Al conjunto de entendimiento y comprensión llamo interpretación, e involucra siempre la historia y los prejuicios del intérprete. Tal es la clave existencial de una fenomenología hermenéutica que sitúa en el centro de la reflexión el *logos*, esa capacidad humana que se hace con el mundo, hace el mundo y convierte la vida en Narración a lo largo de la espiral del tiempo biográfico.

4. La palabra escrita

Una universal distinción es aquella entre la ficción y la no ficción.

Ficción es crear un mundo de palabras comprensible y aceptable solamente por su belleza o coherencia y verosimilitud. El lenguaje es aquí denso, palpable, vale por sí y en sí.

No ficción significa que el lenguaje transmite. Es transparente a una realidad allende él. Por ejemplo, la narración histórica se supone que busca lo que en realidad aconteció. Pero nunca esta realidad puede confinarse a un solo texto y a un solo narrador. Exige fuentes múltiples, textos diversos. También la narración científica, hoy desnaturalizada por el "*paper*" que anula el tiempo y la vivencia, es también narración en que el lenguaje no vale por su densidad estética o su coherencia verosímil sino por ser testimonio de experiencias "a-subjetuales", esto es, que pueden ser realizadas por un observador aséptico, universal y carente de emociones personales. La literatura, como ficción creativa, sin embargo, se nutre de experiencia sin renegar del origen personal de esta.

Y se trata de examinar cuáles son las trabazones y superposiciones entre la institución social de la medicina y la que hace posible la literatura en tanto que ficción. Esto es, con creadores y re-creadores de textos. Pues la literatura es una relación social mediada por la palabra.

La medicina es una comunidad de prácticas unificadas por la palabra. Cuando un término se hace "médico" adquiere connotaciones que interpelan a los miembros de esa comunidad. Se hace específico, técnico, denota con precisión lo que los miembros de esa comunidad deben entender, además de connotaciones especiales. Se recorta, de la masa semántica de la lengua natural, una operacionalidad específica que rehúye las equivalencias en el lenguaje corriente, por más que las palabras empleadas permanezcan asociadas al léxico general. Así, por ejemplo, la palabra neurosis, que derivó a la lengua corriente con connotaciones peyorativas, tuvo y tiene en medicina connotaciones distintas. Originalmente significó afecciones nerviosas físicas, luego derivó a una connotación psicogénica y finalmente fue eliminada del repertorio terminológico de la psiquiatría. Pero cuando las personas la escuchan tienden a asociaciones muy diversas.

Hay por lo tanto un extrañamiento epistémico, que sutilmente segrega comunidades de práctica y dificulta la comprensión cruzada entre grupos socializados de manera distinta. De allí la dificultad de la comunicación pública que intenta difundir conceptos o imponer prácticas. El proceso de "traducir" el lenguaje técnico no puede agotarse solamente en una explicación. Involucra reproducir en parte las acciones a que alude el lenguaje especializado.

Esto nos lleva a pensar en la mayor dificultad para el "avance" o el progreso de una práctica social como la medicina, que no se confina a los expertos. Ninguna nueva intervención o medicina será eficaz si las personas no asimilan sus alcances y limitaciones. La desconfianza hacia los expertos puede hacer, a veces justificadamente, que sus indicaciones no sean respetadas. El acatamiento de ellas en algunas áreas es muy bajo, no solamente en el plano individual sino también en el comunitario. Así, la negativa a vacunar niños puede reactivar enfermedades largo tiempo superadas, como el sarampión o la viruela. O las implicaciones de términos tales como alivio del dolor o uso terapéutico puede incentivar el empleo de sustancias que deben ser usadas en contextos o situaciones específicas, como la marihuana. Usos desafortunados de términos como "electroshock" pueden inducir rechazo aun antes de saber de sus usos e indicaciones. Las modas lingüísticas pueden hacer aparecer la psicoterapia como muy buena o como muy mala por implicar dominio o control. La misma connotación del término terapia puede hacer que la gente asocie prácticas absurdas con factores curativos.

Estas consideraciones deben hacer reflexionar en un hecho crucial: no hay términos neutros. Todos tienen connotaciones valóricas según el contexto y la audiencia. Incluso, según la biografía de las personas. No se precisa buscar mucho para entender que la "migración" del uso lexicográfico altera la resonancia emotiva de las palabras. Un ejemplo en inglés es la palabra "*nice*", que hoy es positiva y en cierto modo innocua pero que antes pudo ser ofensiva. El problema de los términos médicos, de los correctamente empleados y de los que no, es que parecen afectar muy directamente la vida de las personas. Y a veces su carácter caprichoso o metafórico se ha perdido en la bruma de los tiempos. La palabra vagina introducida por los anatomistas para designar una parte de la anatomía femenina se inspiró en la vaina de las espadas romanas. O la voz trompa, de Falopio o de Eustaquio, tiene en otras esferas valores que hacen perder su carácter metafórico.

Todo el cuerpo humano heredado por la tradición médica es un campo de metáforas, entender las cuales no siempre es fácil y su uso en el contexto cotidiano puede desorientar.

También hay caprichos con patronímicos o nombres propios usados por algunos pioneros. Síndrome de Münchhausen, síndrome del gato de Cheschire, la inexacta "tetralogía" de Fallot, síndrome de Pickwick o de Alicia en el País de las Maravillas, o "risa homérica" o síndrome de Arlequín separan a los iniciados de los ignorantes. Pero recuerdan que todo lenguaje especializado es en cierta forma metafórico y cargado de valoración, pero valoración específica para un grupo de personas que la han captado de su comunidad de prácticas, creada por y creadora de lenguajes y expresiones.

Podemos reformular la idea de comunidad de prácticas, en el sentido –adicional– de comunidad de prácticas lingüísticas, pues es el lenguaje contextualizado el que las distingue, más que las acciones físicas. Por ejemplo, es concebible que un diagnóstico de apendicitis aguda sea tan exacto procedente de la vecina como de un experto médico, pero este usa la palabra con connotaciones y posibilidades de intervención distintas. Una reducción de fractura puede hacerla alguien que ignore detalles de osteología. Y un curandero indígena usa palabras curativas sin que su explicación del efecto sea la misma que la de un individuo formado en la fisiología científica.

5. *Tekhne* vs *Phronesis*

Llamaremos *tekhné* al arte enseñable independientemente de los fines a que puede aplicarse. Puro medio

Phrónesis es el arte en el contexto de lo realizable según lo prudente y adecuado, con prudencia.

Así, en lo médico hay una *tekhné iatriké* y una *phrónesis iatriké*

Lo primero es el arte derivado de la ciencia racional o de la experiencia que se juzga universal. Lo segundo es arte en el medio de la vida humana, en sus limitaciones contextuales. Aquí la verdad es verosimilitud y eficacia, no mecánica derivación de principios operativos.

Lo propio del buen arte mecánico es la *precisión*. Lo del arte humanizado es la *exactitud*. Debe seguir las sinuosidades de objetos y acciones en constante mutación, cuyos significados cambian siempre.

Heilkunst puede ser *tekhné iatriké*, pero es deseable que sea *phronesis iatriké*. Esta distinción vale tanto para "acciones" como "objetos". Y, como agregábamos, "logos" o palabras.

Puede haber una teoría del significado desde afuera: semántica. Pero puede haberla desde dentro: hermenéutica, desde la experiencia vital, desde la prudencia relacional entre seres pensantes o humanos.

De las muchas formas de Bipersonalidad posibles, la bipersonalidad en clave hermenéutica es la que importa en el arte de curar. Es bipersonalidad prudente, de *phrónesis iatriké*. Toma en cuenta los universos creenciales y significantes de quienes se encuentran en el diálogo fundante de una narrativa común. Algunos llaman a esto "alianza terapéutica", otros empatía o *rapport*. Es, más que método para reunir datos, un modo de relación interpretante, interpretativa, comprensiva. Ocurre en un medio lingüístico de muchas voces, que hablan a través de los protagonistas del encuentro, acompañados por una polifonía de voces (los lenguajes de las máquinas, las expectativas sociales, las opiniones de los otros significativos), que a veces son cacofonías. Pero siempre están presentes. Y parte de la experiencia consiste en extraer la "señal" del "ruido", seleccionar lo relevante y desechar lo irrelevante. Eso es el viejo intuitivo "experienciar" del médico ensalzado por sus virtudes, que sabe, cura, sana y acompaña (aunque raramente haga todo eso).

CAPÍTULO 16

Psicoética y equilibrio reflexivo en la historia. Una nota para académicos y políticos

Introducción

En años recientes se ha pretendido dar mayor solidez a la discusión ética recurriendo a las ciencias empíricas. No cabe duda de que su ignorancia produce mesianismos e ideologizaciones vanas o fantasiosas. El *discurso bioético* vio incrementada su eficacia cuando se lo concibió como una epistemología híbrida que, mediante el diálogo, integraba discursos con retóricas dispares: el de las ciencias de la vida con el de las reflexiones morales, lo cual no se puede lograr sin un equilibrio reflexivo en el diálogo. Y los desarrollos posteriores han acentuado esa tendencia. Tanto la psicoética como la *neuroética* o *neurobioética* deben concebirse como *heurísticas* (modos de adquirir conocimiento) que aceptan e integran los datos de las neurociencias tanto en la causación como en las implicaciones del comportamiento moral.

1. Relación entre Derecho y Moral

Es corriente observar que cualquier norma o disposición que se supone universal o de bien común sea desobedecida.

Se trata, a veces, de disposiciones que vulneran intereses de grupos. O bien los individuos, por ignorancia o soberbia, deciden no acatar normas dictadas por autoridades o parlamentos.

También sucede que algunas leyes o normas no pueden ser implementadas. Es frecuente esperar que un texto jurídico cambie costumbres y usos. Tal suposición es errada. La legalidad de una norma no es lo mismo que su legitimidad; esta exige que quienes se someterán a ella la acepten reconociendo la pertinencia de su contenido o la propiedad de su origen.

La relación entre el derecho y la moral es tema de debate. "El pueblo, decía Montesquieu, debe obedecer las leyes no porque son justas sino porque son leyes". Cualquier norma que proceda de una autoridad no reconocida o que encuentre objeciones deberá ser implementada por la fuerza del Estado, garante de su uso equitativo. Cuando el propio Estado es objeto de crítica, la desobediencia es esperable. Algunos teóricos incluso defienden la obligatoriedad de impugnar las normas de un gobierno injusto.

La *moral* de una nación reside en las conductas que aprueban la costumbre, la tradición o el uso. Es el modo de ser, el estilo, que permea las relaciones entre personas y las formas de vincularse a la propia historia y al entorno. Cuando se justifica racional o emotivamente una pauta de comportamiento se entra al plano de la ética, que puede derivar de un sistema de pensamiento o de un diálogo entre personas. Y cuando las normas se escriben con el objeto de ordenar la vida comunitaria surge la *ley*, que expresa la voluntad de la nación, que "manda, prohíbe o permite", en las palabras de Andrés Bello.

Inútil sería negar que las comunidades mutan. Oscilan entre un *campo de experiencias*, reales o posibles, y un *horizonte de expectativas* (Kosseleck, 1993) dependiente de tales experiencias. Hay una sístole y una diástole en la vida social. Hay periodos de contracción y ensimismamiento y periodos de expansión y buenaventuranza. La política es como la medicina: rectamente entendida debe despertar las fuerzas positivas y suprimir lo negativo, prevenir los desajustes y concitar la armonía.

En el discurso sobre moral y ética –entendiendo esta como un *juego de lenguaje* que justifica lo que es bueno o justo racional y razonablemente– suele suponerse una estructura psicológica que permea los discursos sin llegar a explicitarse. Ideas como el "buen sentido común", el "mínimo decente" o la "dignidad de la persona" suelen basarse en concepciones implícitas sobre la naturaleza humana. La inteligencia artificial de las redes de internet demuestra cuán predecible y moldeable es el comportamiento de las personas. Su éxito puede invocarse como precisión de los algoritmos que moldean comportamientos adquisitivos o preferencias estéticas. Pero incluso en entornos como los actuales los efectos no son siempre uniformes.

Esto puede denominarse el *efecto histórico*. Pese al progreso tecnológico no todo es predecible. Catástrofes telúricas, crisis ambientales, emergencia de enfermedades globales, reacciones inesperadas de las masas hacen que sentido y fin de la historia humana no puedan anticiparse. "El hombre –decía Ortega y Gasset–, no tiene naturaleza; tiene historia". Y aunque suele hablarse de causas de los hechos históricos, la verdad es que siempre son "funciones" de otros hechos, de palabras dichas en público, de inesperados sucesos.

2. Psicoética y equilibrio reflexivo

A la luz de las frecuentes discrepancias entre lo que se dice y lo que se hace, entre lo que se ordena y lo que se obedece, es esencial que quienes formulan teoremas sobre la vida moral usen el discurso de las disciplinas humanas empíricas. El lenguaje de la *psicología,* cuyos constructos son más abarcadores e integrales que los de las neurociencias, es apropiado para reflexionar sobre los fenómenos colectivos en el curso de la historia. Por ejemplo, es posible concebir una idea de conciencia en la mentalidad medieval europea, pero no especular sobre el hipotálamo en la historia. El concepto neurocientífico no permite la reconstrucción del comportamiento; el concepto psicológico, en cambio, puede formularse en clave diacrónica.

El prefijo *psico* destaca un ámbito de experiencia que se traduce en un *juego de lenguaje* más "integral" que el de la fisiología o la bioquímica. Rectamente concebido, debiera englobar las disciplinas más puntuales en la "tríada psicofisiológica" compuesta por conducta, conciencia y fisiología. Es fascinante pensar que la imaginación histórica puede, a partir de monumentos y documentos, reconstruir lo humano integral en el pasado y entender cómo se gestaron, obedecieron y moldearon las normas morales. Si bien la psicoética en su origen se refiere a la ética profesional de psicólogos y psiquiatras (Franca-Tarrago, 1996), el término también indica que la ética está unida a la forma de reflexionar de cada persona,

¿Cuál es la enseñanza de una *psicoética* rectamente entendida en este entramado histórico que configura la humanidad en perpetuo cambio?

Primero, entender por qué las normas morales parecen tener justificaciones tan disímiles en distintas culturas y religiones. Segundo, aplicar consecuentemente la reflexión a entender por qué entre las normas escritas del derecho y las normas implícitas de la moral hay siempre discrepancia con el actuar concreto de las personas. Este "equilibrio reflexivo", esta tensión entre lo predicho, lo dicho y lo actuado, siempre provocará perplejidades y es una de las razones para estudiar la historia de aquellos conceptos que definieron y definen lo que significa ser humano. Tercero, usar un juego de lenguaje que por su integralidad interpela con sentido a personas de muy varia condición. La heurística de las neurociencias, siendo importante en el trabajo académico, es menos accesible a la ciudadanía sencilla, que sin embargo capta en el lenguaje corriente términos como personalidad, conciencia, impulso, entre otros que describen comportamientos, vivencias o emociones. Psicoética y equilibrio reflexivo están unidos para un recto obrar. Todo comunicador social debe tomar esto en consideración.

3. El equilibrio reflexivo, la ética y el derecho

El equilibrio reflexivo se alcanza cuando después de un proceso de deliberación se logra ajustar las creencias e intuiciones morales propias de cada psicología de forma que se logre un todo coherente en que cada creencia sirva de apoyo para las demás. Esto puede darse a nivel individual o colectivo y es importante tanto para el derecho como para la reflexión ética. El derecho busca fundamento en principios coherentes que se encuentren moralmente justificados, de forma que existe una semejanza estructural entre el método que se usa para evaluar los juicios acerca de deberes y derechos morales con el que se usa para evaluar los deberes y derechos jurídicos (Seleme, 2016). El derecho, aunque tenga un cierto carácter coercitivo mediante la implementación de leyes, aspira a tener justificación moral para tener legitimidad social.

En la metodología deliberativa de la bioética se analiza la realidad y se escuchan las razones de todas las partes implicadas para encontrar un curso de acción. Para alcanzar consensos en las deliberaciones de los comités de ética se necesita equilibrio reflexivo desde miradas diferentes como la ética, el derecho, la ciencia, la comunidad, las creencias. En el diálogo deliberativo es necesario desarrollar la capacidad de ponernos en la situación de otros y considerar la realidad de los demás, tratando de comprenderla y valorarla. Este equilibrio solo puede ser alcanzado cuando las diferentes formas de pensar se apoyan unas en otras para alcanzar un objetivo común.

Capítulo 17

Consideraciones sobre la narrativa del morir "correcto". Necesidad de una tanatoiatría

Introducción

Este texto se concentra en el *morir* como proceso humano que antecede a la *muerte*, definida como irreversible desaparición de entidades. El proceso suele ser abordado con temor, reservas y consideraciones personales, sociales, científicas y jurídicas. En el concepto de *ortotanasia* se propone integrar los distintos discursos en primera, segunda y tercera persona superando la limitación del discurso sobre eutanasia, la cual reduce el trance a una relación aparentemente diádica entre quienes van o morir, o creen tal, y agentes médicos. La plena resignación y la sensación justa exigen considerar la multiplicidad de agentes y actores sociales. El trabajo integrador es tarea de profesionales asistidos por instancias dialógicas de apoyo ("comités"). La *tanatoiatría*, como especialidad médica holística encaminada a dilucidar, conceptualizar y abordar el proceso de morir humano, tiene dimensiones personales y sociales. Su ejercicio demanda la postura dialógica que se identifica con el discurso bioético.

1. El concepto de Muerte

Llamamos muerte a la desaparición irreversible de una entidad.

Metafóricamente, la expresión se aplica a sociedades, instituciones, cuerpos celestes, culturas. En el lenguaje corriente se aplica a la desaparición total de individuos vivos.

En su sentido más usual alude a la desaparición física; la memoria y el recuerdo (la memoria "cordial") pueden continuar manteniendo la apariencia de presencia.

La muerte no es necesariamente lo contrario de la vida. Lo que desaparece, con significado humano, son entidades individuales, mientras que la biografía de la persona permanece. También células del cuerpo biológico nacen y mueren constantemente, pero el flujo vital no se detiene. El macrocosmos de la biosfera y el microcosmos de lo vital permanecen. Las personas, las entidades individuales, desaparecen.

La desaparición de los seres humanos, según el registro antropológico y diversas religiones, se asocia a rituales de lamentación y duelo, conjuros para una vida no visible o etérea, nociones de un más allá trascendente, invocaciones a divinidades.

En todas las culturas parece aceptarse el duelo y la posibilidad de sustraerse a obligaciones sociales cuando se llora a una persona significativa o relevante.

Sin embargo, como ya hemos destacado, la muerte es solamente tema para los vivos porque, aun con la apuesta de Pascal (es mejor apostar por la vida eterna), nadie ha resucitado para informar. El deseo de perpetuarse y mantener las posesiones es instintivo.

2. El Arte de morir

La muerte personal es tanto fantasía como anticipación y realidad.

Se muere toda la vida. Los seres humanos son *mortales*. *Moriturus* designa a quien va a morir (expresión de los gladiadores en Roma, "morituri te salutant", al Emperador). *Moribundo* es quien está en trance de morir.

Así como hay un arte de vivir *(ars vivendi)*, hay uno de morir. En el Occidente cristiano morir en pecado implicaba condenación eterna. El verdadero *ars moriendi* significaba y significa morir según normas sociales establecidas, en paz consigo, con la religión y con el mundo, con tiempo para meditar y disponer.

El arte de morir varía con las expectativas. Cuando el tema se vuelve tabú no se habla de cómo ni por qué morir. Hay la certeza de la propia muerte, pero no del cuándo ni del cómo. Las formas clásicas de ser moribundo cambian. En alguna época afloran deseos de morir sin advertirlo, durante el sueño, sin angustias. Silenciosamente.

3. La vulnerabilidad humana

La literatura clásica recoge con frecuencia la expresión *"homo infirmus"*. Significa que la especie humana, a diferencia de otras, es deficitaria. Ya el mito de Prometeo lo proclama, según recuerda Platón. Epimeteo, que ha creado los seres, olvida dar a los humanos algunos dones. Prometeo da el fuego robado a los dioses, tras lo cual es condenado al castigo eterno. Su falta, al dotar de razón a la humanidad, equivale al pecado de soberbia adánica.

Los animales poseen pieles para cubrirse, garras para atacar, dientes para devorar, extremidades para correr; los seres humanos son deficitarios e incompletos. Nacen en estado "no firme", "enfermos" por definición. Son incapaces de valerse por sí mismos largo tiempo después de nacer, dependen de la madre y del grupo para sobrevivir. Viven como embriones extrauterinos los primeros meses de vida.

La fragilidad del ser humano es vulnerabilidad, posibilidad de aniquilación y muerte. Angustia primordial de desaparecer. La primera forma de angustia que se manifiesta en el lenguaje infantil es la de separación. Indica cuán dependiente es la humanidad del grupo, de los otros. Como dice la vieja consigna herbartiana, "no hay un yo sin un nosotros". Es una de las claves que recoge el viejo imperativo de acompañar a quienes están en trance de morir, según los preceptos de una medicina dialógica.

El valor de la muerte

En su novela *Todos los hombres son mortales*, Simone de Beauvoir cuenta la historia de Raymond Fosca, joven y orgulloso señor de Carmona, a quien en el siglo XIII se ofrece la inmortalidad. Vive, en efecto, a través de las edades, ve nacer y morir a numerosas generaciones, participa de todas las peripecias históricas imaginables. Experimenta muchas primaveras, vive muchos amores, acomete infinidad de empresas.

La moraleja de la historia: una inmortalidad como esa es perennidad que se torna aburrida. Y la conclusión es que "ser para la muerte" como proclama la filosofía, especialmente la filosofía existencial del siglo xx, es tanto desafío que debe afrontar cada cual como fuente de apremio para dar sentido al existir. No sería don sino suplicio, afirma Ignace Lepp (1968), saber que nunca se desaparecerá. También Michele Sciacca, pensando en la limitada perennidad de lo humano, advierte contra la mítica esperanza de la vida sin fin. Jonathan Swift (1726), con humor, refiere que los Struldbruggs, mientras más envejecen, más ven aumentadas sus predisposiciones: los malos se hacen peores, los rasgos se magnifican.

El hecho de la muerte ineluctable carga la vida de valores y obligaciones. A cada persona le es dado un *quantum* de oportunidades, una cuota de deberes y posibilidad de tener o ganar derechos. La vida humana se extingue en el invierno de la vejez, en el "reino de Vejezía" como lo llama Baltasar Gracián (1669), al cual se llega por una de dos puertas: la de los honores o la de los horrores.

El hecho de la muerte es fundamento para toda filosofía de los valores. Impone conciencia, obliga a ejercer virtudes profanas o religiosas. El "hacer algo con la vida" significa dejar huella, legado, impacto en la posteridad. Pero fama, poder y dinero, las grandes motivaciones, son efímeras. Nadie las lleva a la tumba. El culto de los muertos es culto de su recuerdo. Y en algunas sociedades la pervivencia se mantiene con ritos, ceremonias y halagos. Las tramas creenciales de algunos pueblos son defensas civilizatorias contra el temor o esperanza de resurrección.

5. La Ética, juego de lenguaje en torno a la muerte

Caracteriza a las tradiciones del pensamiento ético, que es *justificación* de modos de ser y de obrar, el lenguaje en que acuña sus prescripciones y creencias. La ética es a la moral lo que la musicología a la música. Un modo de explicar, comprender y sobre todo justificar comportamientos aprobados por la comunidad, la costumbre o la creencia.

Las culturas se caracterizan por dos atributos, poseer un campo de experiencias posibles (*Erfahrungsraum*, dice Reinhard Koselleck, 1993) y un horizonte de esperanzas y expectativas (*Erwartungshorizont*). Toda cultura se adquiere con la leche materna y se respira con el aire de los antepasados: se decanta y manifiesta en el *lenguaje*. Construcción cultural que se hereda y que determina toda concepción posible de mundo.

La muerte, invariante humana, se dice y experimenta diferente en distintas lenguas. Es de género masculino en algunas, femenino en otras. No se la dice igual en tiempos de calamidad y zozobra o en edades de bienaventuranza y prosperidad. Sus significados varían e imponen valores y obligaciones distintas. El guerrero germánico que llegará al Walhalla si muere en combate, el kamikaze japonés que honrará su estirpe al destruirse, el jihadista que ofrendará su vida por el Profeta, el héroe que será objeto de recordación y culto, el suicida que sigue los designios de una desesperanza insufrible o toma una decisión racional (como Sócrates), todos los seres humanos, construyen una narración de sí mismos, una historia cuyo final es la muerte deseada o esperada. Cuando la desaparición física no se puede moldear, anticipar o prever, la cultura de los "otros representativos" suple esa narración inconclusa con el recuerdo, la veneración, la perpetuación de los otrora vivos.

La gran pregunta filosófica, la más fundamental, es cómo se habla de la muerte propia y ajena. También, porque es inevitable, cómo se habla de *cómo* y *por qué* morir. Equivale, para algunos, a la pregunta de por qué vivir. *Ars moriendi* se superpone al *ars vivendi*. Cuando la enfermedad aparece cabe hablar de *ars aegrotandi*, un arte de enfermar, de saberse menoscabado y frágil, de cumplir con las obligaciones sociales de estar o ser enfermo y aspirar a los correlativos derechos de ser "reconocido enfermo". La sociología reconoce en el "*sick role*" el papel social de enfermo, derechos y deberes. Obsérvese que esas artes se resumen en una *ars bene dicendi*, arte de bien decir, y expresar que da plenitud y sentido a lo humano.

No es posible, en relación con la muerte y el morir, reducir todo al lenguaje objetivo de la fisiología o de la ley. La vida humana es más que el conjunto de procesos que resiste a la muerte, como decía Xavier Bichat (1800). No es solamente biología. Tampoco solo determinación jurídica. Es *biografía*. Y toda biografía es narración, peripecia contada, historia vital. No en el sentido, muy justo, de la medicina biográfica de un Siebeck en Heidelberg, o la hipocrática comprobación que Von Krehl repetía de que no hay enfermedades sino enfermos. Excluyendo toda minoración o menoscabo, aún en las personas plenas y sanas (poseedoras de ese "misterio", como considera Gadamer a la salud), cada ser humano es, y vive, unas narraciones de sí mismo. *Homo narrativus* es mejor que *Homo sapiens* para designar la humanidad moderna.

Toda narración es lenguaje engarzado en el tiempo. Con el *logos*, dice Octavio Paz, construye el hombre el mundo y hace de él su hogar.

La ética –filosofía práctica ancestral– es un juego de lenguaje. Como todo juego, exige mucha seriedad, aceptación de reglas, deseo de prevalecer o ganar, suspensión de la vida ordinaria, inmersión en la peripecia.

6. Fuentes de significado. Las narraciones múltiples

En otros lugares hemos enumerado las diferentes *narraciones*, todas ellas cargadas de valoración, que demanda hablar del morir humano.

La de la primera persona, personal, intransferible, irrepetible. Forjada por deseos, necesidades, esperanzas. En ella se aúna el deseo de ser fiel al yo ideal, al yo percibido como construido por otros (*self*), al yo de las normalidades fisiológicas.

Esta narración no es simple. El yo ideal no siempre coincide con el ideal del yo. Lo que se logra no es lo que se habría querido lograr o tener. Los pecados de omisión, los más dolorosos, y los de comisión, en el trance de morir no aceptan arrepentimientos compensadores. La paz de una narración coherente es un privilegio.

Las narraciones en segunda persona son producidas por otros. Pueden ser "otros significativos", como familia y amistades, o distantes, cuya "opinión" no siempre coincide ni será unánime. Fluctuará en el tiempo, será cambiante como cambiante es la presencia propia en las narraciones ajenas. Será hostil o amistosa.

También existen narraciones "objetivas". Son las abstractas figuraciones que caracterizan a las personas en las sociedades contemporáneas, las identidades civiles, los valores que declaran y proclaman la normalidad del cuerpo y de la conducta. Porque normalidad fisiológica se ha convertido en salud es que la gente se declara sana, y hasta tranquila, sabiendo que su presión arterial o su glicemia están dentro de la estadística. Porque un experto no encuentra rotulaciones anómalas para el comportamiento, se habla de buena salud mental.

A estas narraciones explícitas se agrega lo que en toda cultura suele ser inexpresable. El clima o tono ético de una comunidad está impregnado de estigma y prejuicio, de inexpresables expectativas de cómo deben ser y comportarse las personas según mitos y tradiciones. Como determinantes culturales han de considerarse las reconstrucciones del pasado, los mitos fundacionales, el paso del mito al logos consciente. Algunos regímenes políticos los han usado para obtener cohesión social. "Creer, obedecer, combatir" era el lema de la Italia fascista. La "raza aria" alentó los afanes expansionistas hacia el *Lebensraum* deseado por el Tercer Reich alemán. El "pueblo escogido" por Yahvé proclama inferiores a los que nacieron fuera de la etnia o tradición judía.

Algunas culturas son *etnocracias* que privilegian, y hasta convierten en discurso científico, un patrimonio genético o una mitología ancestral.

El trance de morir es distinto según el lugar y la época. Aunque se afirme la universalidad y la perennidad de ciertas formas de vivir humanamente, y con ser la muerte ubicua y universal, morir es asunto de narraciones complementarias, concordantes o discordantes.

7. El concepto de Ortotanasia

El discurso habitual sobre eutanasia, liberada la palabra de asociaciones históricas, lamentables algunas o espirituales otras (*euthanasia interior*, como preparación a bien morir), se ha medicalizado. Se le concibe como un trato interpersonal o un arreglo entre una persona y una institución, que adopta el talante compasivo de evitar sufrimiento propio o ajeno, prevenir las distanasias de una medicina que concibe la muerte como derrota, limitar el *furor therapeuticus* de las medidas innecesarias y satisfacer una forma de ética.

Débese esta postura, primero, a la medicalización; en las legislaciones que aprueban suicidios asistidos o eutanasia activa se delega en los profesionales de la medicina la responsabilidad. Las directrices anticipadas se dirigen, ante todo, a quienes cuidan, profesionales o no, en el marco de la institución social de la medicina (que es *sistema sociotécnico* conformado por personas, instituciones y procesos). La medicina debe conciliar demandas espirituales y religiosas, estatus social, preocupaciones económicas, actitudes y creencias. Las voces narrativas en primera y segunda persona se supeditan a los dictámenes de la profesión provista de conocimiento formal. Esta rotula a los moribundos de graves, terminales o recuperables. Prescribe y proscribe prácticas sociales, como comunicar el fin, ponderar probabilidades de sanación, generar horizontes de esperanza. La medicalización de la vida, asociada a la tecnificación de la medicina, es un proceso histórico en Occidente, manifestación del auge de las tecnocracias y el predominio de las expertocracias.

Ello no agota el discurso sobre el morir, que tiene matices y voces plurales. Incomprensible resulta ver a algunas personas aferrarse a la vida, a otras querer terminar con ella, resignarse por la fe o esperar milagros. Todo eso es parte del metadiscurso, la narración biográfica. Un discurso de discursos, plural, heterogéneo, contradictorio.

El concepto de *ortotanasia*, poniendo énfasis en lo "correcto" (orto) y no en lo "bueno"(eu) quiere matizar la noción de que morir involucra solo a moribundos y cuidadores. Intenta integrar la primera, la segunda, la tercera persona de las narraciones y considera las creencias subliminales e inconscientes que presiden las culturas y los lenguajes que las forman y son formados por ellas.

Podrá haber estilos de bien y mal morir, aceptables y satisfactorios unos según el tiempo y el lugar, disonantes otros. Pero así como en todo acto interpersonal están "co-presentes" incluso los ausentes, así también en el morir, el único que enfrenta a todas las personas con su irreductible individualidad, están todos los discursos involucrados. El problema es reconocerlos e integrarlos. Para ello se precisa arte.

8. Sedación terminal

Ante el sufrimiento de un enfermo terminal el médico se encuentra con la responsabilidad de paliar el dolor, sabiendo que el uso de sedantes puede precipitar la muerte. Se denomina sedación terminal a "la administración deliberada de fármacos para producir una disminución suficientemente profunda y previsiblemente irreversible de la conciencia en un paciente cuya muerte se prevé próxima, con la intención de aliviar un sufrimiento físico y/o psicológico inalcanzable con otras medidas y con el consentimiento explícito, implícito o delegado del paciente" (Porta *et al.*, 1999). Según la doctrina del doble efecto se aceptaría esta práctica que conlleva la muerte si la intención del médico es paliar el dolor y no provocar la muerte. El principio del doble efecto se usa para determinar la licitud o ilicitud de una acción que produce o puede producir dos efectos, uno bueno y el otro malo previsto pero no deseado. Al médico no se le imputa el mal que se sigue, pues el efecto bueno (aliviar el dolor de un enfermo terminal) justifica el que se ejecute una acción que lleva consigo un efecto malo (vida acortada), previsto pero no deseado. El problema es que las intenciones de las personas no se pueden medir externamente. Si la intención del uso de sedantes es provocar la muerte se considera una eutanasia encubierta (Boyle, 2004). El médico sabe que al usar sedantes en altas dosis existe el riesgo de depresión respiratoria y de compromiso hemodinámico, que pueden causar la muerte del paciente, por lo que puede indicar dosis de sedantes más altas de las que se necesitarían para un adecuado control de síntomas, con la intención encubierta de acelerar la muerte, o puede recurrir a una sedación profunda con el objetivo oculto de llegar a niveles que afecten negativamente las funciones vitales del enfermo, causando así su muerte anticipada (Taboada, 2012).

9. Adecuación del esfuerzo terapéutico

La adecuación del esfuerzo terapéutico puede definirse como el ajuste de los tratamientos a la situación clínica del paciente (Pérez F. M., 2016). Se considera la adecuación del esfuerzo terapéutico en casos en que hay pocas posibilidades de respuesta a tratamientos, lo que conlleva un cambio en la estrategia terapéutica que supone la retirada o no instauración de algún tratamiento considerado oneroso. La estrategia pasa a ser paliativa en enfermos terminales, por lo que se concentra en la sedación, analgesia, mitigación de síntomas y tratamiento psicológico. Esta decisión conlleva generalmente la preparación para la muerte tanto del paciente como de la familia, lo que puede causar dificultad en su aceptación y también conlleva discusión sobre cuáles tratamientos o medidas son adecuados o inadecuados. Generalmente se considera inadecuada la inutilidad de la terapia e inaceptable hacer sufrir innecesariamente al moribundo o paciente.

10. Suspensión de medidas de soporte vital

Entre las medidas que se aplican a los enfermos terminales está la respiración artificial y la nutrición e hidratación médicamente asistida. Se discute si estas medidas pueden llegar a ser onerosas para el paciente sin ninguna posibilidad de recuperación. Toma sentido el concepto de dejar morir cuando la persona está sufriendo una enfermedad terminal, ya que prolongar la agonía con medidas artificiales puede ser muy penoso para la familia y el paciente y por lo tanto retirar las medidas artificiales es por el bien del enfermo. Existe diferencia entre dejar morir (ortoeutanasia) y matar (eutanasia), es decir, entre permitir morir no interfiriendo en el curso de unos acontecimientos que ocasionarán la muerte e iniciar unas acciones que conducirán a la muerte en forma directa o asistida. Se distingue también entre decisiones de no iniciar un tratamiento (iniciarlo prolonga la muerte) o retirar un tratamiento (retirarlo provoca la muerte).

En discusión está el Proyecto de ley en Chile sobre muerte digna y cuidados paliativos (Oficio n. 16.490) que reemplaza el término "eutanasia" por el de "muerte digna" y utiliza la expresión "asistencia médica para morir" permitiendo la eutanasia activa, pasiva y el suicidio médicamente asistido, lo que iría en contra de la tradición médica de no matar. Reemplazar los términos no cambia el tipo de acción que se comete.

11. Tanatoiatría, una forma de medicina

Preferible a los términos *tanatología*, que es un saber sobre la muerte orgánica, o *tanatoterapéutica*, que sugiere ayudar a morir o intervenir en modo terapia, el término *tanatoiatría* responde a un intento integrador o saber sobre la muerte (Lolas, 2019). Es una forma de practicar la medicina de modo comprehensivo sin olvidar el *ethos* de la profesión pero orientándolo hacia la descripción, comprensión e interpretación del *proceso de morir* y las formas de la muerte en personas y grupos.

Su práctica demanda familiaridad con el entorno cultural de las personas, conocimiento de sus lenguas e ideales. No precisa ser aplicable a casos límite y puede ser integrado a la práctica habitual con la prudencia y la ecuanimidad que exige toda práctica que ayuda, conforta y esclarece.

Ha de tomar en cuenta a la persona y su circunstancia, esta siempre constituida por múltiples discursos: por simplicidad los llamamos narrativas en primera, segunda y tercera personas, en el espacio semántico de las significaciones implícitas, contexto universal y tejido cultural de las interacciones. El esclarecimiento voluntario exige de los practicantes sensibilidad a las dimensiones sociales, jurídicas, económicas y afectivas. Una suerte de *hermenéutica empática* próxima a una "alianza terapéutica" o "amistad médica" centrada en la finitud y la vulnerabilidad. Quienes asuman el papel deben, como los psicoterapeutas, haber dialogado y trabajado con los miedos propios y su biografía, manteniendo distancia compasiva frente a las propias valoraciones.

El aferrarse a los datos "duros" de la narración "objetiva" y los informes de las variables fisiológicas es a veces una forma de defenderse de la propia inseguridad, protegiendo la seguridad profesional y el reducto íntimo de la identidad profesional.

Tanatoiatría, como forma de acometer las tareas del arte de ayudar (terapéutica), incluye considerar la configuración personal de la vida, el entorno jurídico y social, las percepciones y palabras de los "otros relevantes". Es el camino hacia la ortotanasia, no la muerte buena sino la correcta, aquella que si no satisface en todo a todos, al menos evita la simplificación de pensar en términos de principios mecánicamente aplicados. Ni apelar a la autonomía, ni raciocinar conforme a dogmas religiosos o civiles, ni atenerse a la ley reemplazan una hermenéutica compasiva que comprende e interpreta.

En esta perspectiva integral puede discutirse mejor, y expandirse, el significado personal y social del suicidio asistido, las llamadas eutanasia activa y pasiva, el principio del "doble efecto", la noción de cuidados paliativos y la necesaria distinción entre deseo de morir y trastorno psiquiátrico. Las directrices anticipadas (*living wills*) pueden ser encaradas tanto desde la perspectiva de la muerte física como de la muerte social.

El objetivo de la tanatoiatría, como ejercicio prudente del arte, es lograr la ortotanasia, la muerte "correcta". Aunque no consuele, hace del proceso de morir anticipado o actual una realización humana que integra percepciones, expectativas, creencias y saberes.

Se espera cumplir con una tríada bioética fundamental: hacer lo que es *apropiado* según el arte, lo que es *bueno* según la ética y lo que es *justo* según la cultura.

12. Orientaciones de la Tanatoiatría y el papel del Comité

Como en toda práctica médica, el marco de actuación tanatoiátrico (el "*framing*" que permite definir qué es problemático y cómo abordar soluciones) puede resumirse en cuatro posturas: una orientada al desafío biomédico (*disease-oriented*), otra centrada en la persona (*person-centered*), una tercera que considera la circunstancia (*situation-oriented*) y una cuarta que hace lo propio con la comunidad y la cultura (*culture and community-oriented*). En esta aproximación holística no pueden faltar las consideraciones legales y económicas y por ello el complejo actuar que demanda la práctica debe tener el auxilio de muchas voces. Esa "polifonía multidiscursiva" se logra a través de la institución social del *comité*. Este no es solamente un conjunto de personas, es un modo de raciocinar y un proceso social que acerca lo deseado y esperado a lo posible y realizable, además de conservar una historia de las decisiones y mantener educado al grupo profesional. Pero la síntesis final, la comprensión que interpreta, es la del profesional que finalmente integra y actúa. Debe poseer no solamente *saber*. Tampoco lo suyo es puro *hacer*. Es, como todo acto profesional, un *saber-hacer*. Atemperado por un "*saber-estar*" en la dignidad del oficio y en la conciencia de que el valor de la praxis no reside en los resultados sino en las intenciones.

Sección III
Temas de Salud Mental

Capítulo 18

Aspectos éticos del diagnóstico y la indicación terapéutica en psiquiatría

Introducción

Los trastornos psiquiátricos no deben confundirse con las molestias y dificultades propias de la vida cotidiana o las quejas culturalmente determinadas que no constituyen patología. El umbral para rotular de patológica una manifestación o un hallazgo de laboratorio depende del estado del conocimiento, de las condiciones en que se realiza la observación y de las consecuencias que tiene para la plena expresión de las capacidades personales. Debe distinguirse entre un menoscabo transitorio, remediable sin intervenciones externas, una discapacidad, que precisa intervenciones, y una minusvalía que limita seriamente la vida y que requiere intervenciones de larga duración. A las prótesis físicas requeridas por algunas condiciones físicas debe agregarse las prótesis sociales que permiten a las personas una vida cercana a los estándares propios de su comunidad.

1. La Psiquiatría: Disciplina y profesión con obligaciones éticas

La psiquiatría puede concebirse bajo la doble perspectiva de disciplina y de profesión.

Se trata de una *comunidad epistémica* que comparte conceptos fundamentales y formas de codificar conocimientos y al mismo tiempo de una *comunidad de prácticas* orientada a diagnosticar, tratar y prevenir trastornos de la cognición, del comportamiento y de las emociones.

Aparte de estas funciones, también compete a los psiquiatras intervenir como expertos en casos judiciales, colaborar en materia de derechos humanos y abogacía y prestar su apoyo a otros profesionales que requieran sus consejos (Lolas 2002).

Desde el momento en que una persona decide consultar a un profesional de la psiquiatría rigen las habituales normas del *ethos* médico. Entre estas se encuentran el respeto a la dignidad de las personas, la confidencialidad, la privacidad, la búsqueda del mejor bien y, fundamentalmente, no hacer daño. Este precepto, que en su versión moderna se asimila al principio de no maleficencia, es esencial en toda intervención profesional.

Diagnosticar significa conocer acuciosamente lo que se observa, describirlo adecuadamente, reconstruir la biografía en un diálogo empático y obtener informaciones mediante procedimientos especializados. Las fuentes de información son la palabra, la fisiología y el comportamiento manifiesto. Esta "tríada psicofisiológica" se complementa mediante una adecuada evaluación del contexto cultural y de la circunstancia (Lolas, 2009).

Muchas condiciones que afectan a las personas, rotuladas por el sistema de cuidado de la salud, producen estigmatizaciones y discriminación, por lo cual el empleo de términos que en el lenguaje corriente producen tales efectos debe ser evitado.

La primera obligación ética de todo profesional es la competencia técnica. Se puede faltar al deber moral inherente al papel de profesional por ignorancia, impericia o negligencia.

La ignorancia se identifica con no tener los conocimientos y destrezas requeridos. Sin embargo existe una ignorancia no culpable cuando toda la comunidad experta carece de conocimiento fiable o establecido, y una ignorancia culpable cuando se actúa fuera de la *lex artis*, el estado de aceptadas prácticas.

En la impericia se trata de tener conocimientos, pero carecer de la experiencia necesaria para aplicarlos de una manera confiable.

Finalmente, la negligencia se configura cuando, teniendo conocimiento y experiencia, no se actúa en el momento oportuno o en forma apropiada.

2. Ética del Diagnóstico

El proceso diagnóstico no concluye con una simple rotulación de lo que se encuentra. Aun cuando se reúnan los requisitos que prescriben las guías y catálogos de trastornos, es menester que se ejerza sobre la información un ponderado juicio crítico que considere las peculiaridades de la persona y su entorno. El antiguo *dictum* "no existen enfermedades, solo enfermos" debe ser recordado y es la clave de una medicina antropológica centrada en la persona. Especialmente si se recuerda que se puede enfermar en el cuerpo y en las relaciones interpersonales. El "caso" no es el individuo sino la malla de relaciones que configuran la persona, que siempre es "algo de alguien": hermano o hermana, hijo o hija, padre o madre. La gran enseñanza de la medicina antropológica es que está constituida por otros y que el diálogo establecido con un individuo contempla muchas presencias no siempre visibles en el encuentro interhumano (Lolas, 2009).

Existe una ética del diagnóstico. Empieza por la calificación técnica para rotular trastornos, que debe ejercerse ecuánime y ponderadamente. Continúa con el resguardo de la privacidad que exige una etiqueta que puede conllevar estigma y discriminación. También es necesario que el diagnóstico contenga una dimensión prospectiva, pronóstica, que señale las acciones que la comunidad de expertos aconseja en el caso particular. La fundamentación técnica debe acompañarse de una justificación ética, pues es necesario no adelantar suposiciones que engendren inquietud o angustia y esperar confirmaciones.

3. Las intervenciones terapéuticas

Los recursos terapéuticos de la psiquiatría son la palabra y la intervención sobre el cuerpo. Esta puede adoptar diversas formas: farmacológica, quirúrgica, fisiológica. A ellas debe agregarse la manipulación del entorno (educación en sentido amplio), aislamiento, promoción de actividades y cercanía de personas.

En cada intervención puede distinguirse la fundamentación técnica y la justificación ética. Es posible que estas dimensiones no siempre coincidan. Puede haber indicaciones que no sean apropiadas desde el punto de vista moral por ser inoportunas o producir efectos colaterales no deseables en el momento en que se indican. Especialmente relevante es el consentimiento de las personas para aprobar intervenciones, el cual depende de la capacidad y la competencia. Obviamente, en algunos casos es imposible obtener un consentimiento por encontrarse la persona privada de conciencia o con alteraciones que impiden la total comprensión de las medidas sugeridas. En tales casos suele aplicarse dos principios: el del mejor interés, definido según conocimiento previo de la persona o establecido en algún documento de voluntad anticipada, o el del juicio sustitutivo, hecho por alguien cercano a la persona que conoce su historia y puede opinar con fundamento. Debe distinguirse la capacidad de emitir juicios autónomos de la competencia definida jurídicamente. Ambos criterios pueden no coincidir. Es el caso de menores de edad que, pese a tener capacidad de juicio, están legalmente impedidos de dar consentimiento, y en estos casos se busca su asentimiento con la aprobación de padres o tutores.

En la prescripción farmacológica debe tenerse presentes varios aspectos. Primeramente, el conocimiento adecuado de las indicaciones, efectos colaterales de las sustancias a emplear y su apropiada dosificación. En muchas legislaciones, la prescripción de fármacos –al igual que otras intervenciones sobre el cuerpo– están reservadas a los profesionales médicos, quienes deben estar capacitados para ofrecer tratamientos tras oportuno y adecuado diagnóstico diferencial (Lolas, 2016).

La industria farmacéutica suele utilizar distintos procedimientos para promocionar sus productos. Entre ellos se cuenta la información a los profesionales, el registro de las prácticas de indicación de cada profesional e incentivos a los médicos, tales como invitaciones a congresos y seminarios, obsequios y atenciones. Al igual que en el caso de las publicaciones financiadas por la industria, la posibilidad de conflictos de interés está siempre presente. Es interesante destacar que tales conflictos consisten no solamente en incentivos económicos sino también en oportunidades laborales o de prestigio y en realidad son inevitables. Lo importante es definir conflicto de interés como toda situación en la que las motivaciones declaradas para la intervención no son exactamente las mismas que la determinan. Así, escoger un producto en lugar de otro puede estar fundamentado en su mayor eficacia, pero también en un compromiso de gratitud con la compañía que favoreció al profesional. El interés de la persona en el papel de paciente debe primar sobre cualquier consideración teniendo presente las obligaciones de no maleficencia y justicia, que representan imperativos éticos mínimos en el ejercicio profesional. Especialmente en aquellas circunstancias en las cuales la indicación apropiada o correcta puede ser inalcanzable por motivos económicos o acceso inadecuado a los servicios. Nadie está obligado a la beneficencia si la prescripción correcta está fuera de las posibilidades del profesional o del sistema de salud. Esto se observa en el caso de compuestos farmacéuticos caros o no disponibles en el sistema sanitario. Esta "brecha" entre lo que se sabe y lo que se puede hacer en un caso concreto (*know/do gap*) no siempre es posible de resolver por parte del profesional, pues a menudo depende de barreras estructurales del sistema sanitario.

La indicación de otras medidas terapéuticas, como la internación forzada, la coerción o la aplicación de tratamientos invasivos o no suficientemente afianzados en evidencia empírica de eficacia dependen del juicio y experiencia del médico tratante, asesorado por un comité de ética asistencial competente. Debe considerarse que las adecuadas prevenciones respecto del consentimiento informado no consisten solamente en realizarlas porque así lo impone la ley, pues el consentimiento, más que un acto aislado y puntual, es un proceso de acuerdo y consenso entre pacientes, médicos y sistemas de cuidado de la salud. La mayoría de los códigos de ética profesional insisten en que el beneficio de las personas debe primar sobre cualquier consideración económica, social o política.

4. Consideraciones finales

Tanto como comunidad epistémica –de saberes compartidos– como comunidad de prácticas –profesión– la psiquiatría debe ceñirse a fundamentaciones técnicas apropiadas y a justificaciones éticas en sus actuaciones. Tanto el diagnóstico como las indicaciones terapéuticas exigen adecuada formación y asesoramiento. Debe considerarse que las obligaciones morales son consubstanciales al ejercicio de la profesión médica en sus distintas dimensiones. No solamente por la necesidad de respetar las leyes sino como parte del *ethos* profesional, a menudo codificado en documentos que pueden ser conocidos por el público.

Capítulo 19

Salud mental en clave moral

Introducción

La condición de pleonasmo del sintagma "salud mental" se ve confirmada por la frase de Lancet "*No health without mental health*".

Con salud mental aludimos a ciertos juegos de lenguaje que singularizan el comportamiento y la vivencia pero que son parte de esa misteriosa e inefable condición que llamamos salud.

Con la salud se asocia la plena disposición del propio cuerpo, el silencio de las funciones inalteradas, la plenitud del sentir y gozar y la posibilidad de experimentar esperanza y entusiasmo.

A ello alude el filósofo Gadamer cuando habla de la *Verborgenheit der Gesundheit* (1993). Que no es solamente, como la canónica definición de la OMS pregona, la ausencia de malestares y trastornos sino la plena inserción en el mundo, la armónica disposición a aceptar lo bueno, lo malo y lo que no se puede cambiar.

El problema es que cuando se consulta a los profesionales de la salud mental estos suelen hablar de los trastornos. Su lenguaje revela lo anómalo, la angustia, la depresión, el deterioro cognitivo.

En su faz positiva, la salud mental tiene que ver con el bien-estar y con el bien-ser. Y va unida a la posibilidad de defenderse de, o resistir a las inconveniencias que afectan a estas condiciones.

Por ende, nuestro lenguaje ha de ser un lenguaje positivo y preguntarnos qué es el bienestar, que es el sufrimiento, como producir y promover salud. Como redefinir resiliencia no solamente en tanto que resistencia a los efectos del trauma o del estrés sino como preservación del silencio y la armonía

Así, las alteraciones de la salud mental tienen una dimensión pática, de sufrimiento y minoración que no necesariamente son patológicas. Para serlo, junto al menoscabo (*impairment*), la discapacidad (*disability*) o la minusvalía (*handicap*) deben estar definidas en un catálogo de trastornos reconocidos y aceptados por el juego de lenguaje hegemónico –el de la medicina como profesión. Allí reconocemos una gradiente que da desde el distrés hasta el trastorno.

Definir y etiquetar trastornos es tarea del lenguaje médico. La taxonomía especializada funda esa aptitud del diagnóstico, el conocimiento organizado y sistemático de entidades que se agrupan por grupo etario, por parte del cuerpo afectado, por técnica de exploración. Esto es, por definiciones ajenas a la sensación subjetiva y la experiencia personal. Por consideraciones que patologizan o medicalizan comportamientos para hacerlos susceptibles de soluciones especializadas. El lenguaje diagnóstico encasilla y valora lo que vale para el sistema de cuidado.

Cuando se habla de *acceso al cuidado de la salud* no debe ignorarse que también el sistema impone *barreras a la demanda*. Considera y trata solamente aquello que *pre-define* como válido. De allí que la zona gris que media entre sentirse bien, ser considerado enfermo o tener una enfermedad exista siempre y cause insatisfacción y crisis. En la oferta sintomática que las personas hacen y en la "negociación de la enfermedad" tanto expertos como profanos se mantienen en una ortodoxia que siempre es desafiada. Son curanderos, herbolarios y religiosos quienes asumen la tarea de tratar con aquello que la medicina oficial o académica no considera.

La salud mental se refiere al bienestar, la prevención de trastornos mentales y el tratamiento y rehabilitación de personas afectadas por ellos.

Bienestar y sufrimiento no son antípodas polares. Hay un continuo trans-diagnóstico que no se deja reducir a las categorías discretas de la nosología psiquiátrica. Es un continuo predicable en varias dimensiones. *Human capital* (relaciones humanas), *human rights* (el imperio del derecho y la sensación de vivir en una sociedad justa) y *common good (welfare)* (la pertenencia como condición de posibilidad de adecuada implementación de las dos dimensiones anteriores). Más allá de cualquier rotulación diagnóstica, la sensación de bienestar es subjetiva.

1. Valores y principios éticos en salud mental

En el ejercicio de la psiquiatría existen dos tipos principales de valores. Por una parte los valores instrumentales o técnicos, relacionados con la correcta ejecución de la profesión. Por otra los valores morales, vinculados a la dignidad de las personas, al respeto de sus derechos y al reconocimiento de los deberes inherentes a la relación con el otro. Para un buen ejercicio de la profesión los valores instrumentales son fundamentales. La primera obligación profesional consiste en aplicar conocimientos, destrezas, habilidades y oportuna intervención cuando se requiera de acuerdo al estándar de la profesión.

Los valores morales como la responsabilidad, hacer el bien, ser honestos, hacen posible que las competencias técnicas profesionales se hagan de forma humanitaria.

La ética es reflexión y análisis sobre aquello que la creencia, la costumbre o la tradición consideran bueno o justo. Se trata de descubrir, fundamentar, explicitar y aplicar principios a las situaciones concretas. Los principios éticos surgen de la fusión de los valores morales y técnicos, como respetar a las personas, proceder con espíritu beneficente, no hacer daño (no maleficencia), y considerar la justicia y la solidaridad (Lolas, 2006). Si los valores son universales que dan sentido a los actos, los principios son normas que permiten la ejecución prudente y socialmente válida de las actividades profesionales (Lolas, 2010).

La beneficencia y no maleficencia exige a los profesionales de salud mental ejercer cuidado en el diagnóstico, controlar los síntomas para que los pacientes no se dañen y no sobremedicarlos.

El respeto a las personas exige un consentimiento informado adecuado. En psiquiatría es importante tratar de hacer participar a las personas buscando los momentos lúcidos en que ellas puedan ejercer su competencia. Si se prueba la incompetencia de la persona se debe buscar un representante que decida por ella, teniendo en cuenta que la ley 21.331 de Chile sobre reconocimiento y protección de los derechos de las personas en la atención de salud mental de 2021 se pronuncia en contra de la hospitalización indefinida de personas en razón de discapacidad mental. En investigación esta ley acepta la investigación biomédica en adultos que no son capaces física o mentalmente de expresar su consentimiento o de los que no es posible conocer su preferencia en situaciones en que la condición física o mental que impide otorgar el consentimiento informado o expresar su preferencia sea una característica necesaria del grupo investigado. Por lo tanto, es posible investigar terapias para personas con demencia con un representante que otorgue el consentimiento, consideración que había sido prohibida por la ley 20.584 de Deberes y derechos de los pacientes.

El principio de justicia en salud mental afecta sobre todo a la distribución equitativa de recursos.

2. Salud mental y equidad

Bajo el principio de justicia distributiva se busca la equidad para las personas afectadas por problemas de salud mental, de manera que no haya discriminación ni desventajas en los sistemas de salud. La Comisión para estudiar los determinantes sociales de la salud de la Organización Mundial de la Salud (OMS) busca disminuir inequidades en salud basado en que las desigualdades se deben a diferencias en salud injustas y evitables entre grupos poblacionales que son definidos social, económica, demográfica o geográficamente (World Health Organization, 2005). Las desigualdades surgen por diferencias en el poder social, económico y político, por las condiciones de vida, y por tener menores oportunidades y recursos relacionados con la salud (Kirmayer y Pedersen, 2014).. En el área de la salud mental la pobreza, el desempleo y la falta de relaciones sociales incrementan el riesgo de padecer trastornos mentales, por lo que una manera de prevenir es empoderar a las personas y grupos sociales para disminuir desigualdades injustas (Kirmayer, 2012).

Un problema actual de la psiquiatría en el tratamiento es su dependencia de la industria farmacéutica. A nivel global se incentiva el uso de fármacos bajo la teoría de que las enfermedades mentales tienen su origen en fallos neurofisiológicos, no teniendo en cuenta suficientemente factores sociales y relacionales o la falta de adaptación en el crecimiento, descuidando aspectos preventivos (Ingleby, 2014). Los problemas de salud mental tienen causas múltiples en que influyen genética, procesos cognitivos, culturales, emocionales, de sensación, de relaciones, de aprendizaje. La dependencia de fármacos causa que en los países de bajos recursos no haya financiación para uno de los problemas mayores de salud en las poblaciones. Globalmente, la salud mental recomienda intervenciones que pueden no ser relevantes a nivel local por falta de recursos y por no tener suficientes profesionales calificados en el área, lo que puede dar lugar a diagnósticos e intervenciones inapropiados, muchas veces incrementando el estigma asociado a la enfermedad mental y pobres resultados en la mejora de salud (Kirmayer y Pedersen, 2014). Las experiencias locales pueden desarrollar soluciones propias de las culturas endógenas que aborden el problema desde una perspectiva que no dependa tanto de fármacos, teniendo en cuenta aspectos antropológicos y sociológicos. El promover la competencia de personas con problemas de salud mental para que puedan realizar sus ideales y sueños en la vida requiere ejercicio de solidaridad personal, institucional y social (León-Correa, 2011). Se ha demostrado que personas con esquizofrenia se desempeñan mejor cuando se integran socialmente y no sufren estigmatización (Left *et al.*, 1992; Sartorius *et al.*, 1996).

CAPÍTULO 20

Salud mental global y ética

Introducción

La generación de conocimiento válido, confiable y generalizable, objetivo de la investigación científica, debe considerar en la psiquiatría diferencias culturales, el impacto de la socialización diferente de sujetos, investigadores y patrocinadores y, especialmente, el efecto que los resultados pueden tener en la consideración (y eventual estigmatización o discriminación) de personas y grupos.

1. Definiciones y perspectivas

No existe consenso sobre el campo de lo que ha venido a llamarse salud global (Koplan, 2009). La mayoría de los trabajos lo asocia a lo que en otros contextos y periodos históricos han sido la salud internacional y la salud pública. Los orígenes de estas designaciones se encuentran en la perspectiva colonialista de fines del siglo XIX y comienzos del XX, cuando las epidemias y potenciales pandemias obligaban a los países más desarrollados a una postura asistencialista o protectora en relación a los más pobres, con el término "internacional" marcado por un cierto prejuicio. La formación de preocupaciones coherentes de la comunidad organizada en torno a problemas de salud dio origen al concepto de salud pública (Rowson *et al.*, 2012)

En estos tres ámbitos, sin embargo, se destaca el énfasis en las comunidades, si bien algunas definiciones de salud global también incluyen el bienestar individual.

Suele destacarse el alcance valórico del término salud global. No solo se trata del bienestar y la salud sobrepasando fronteras nacionales o naturales sino también de intentar alcanzar la equidad en el acceso a los bienes de la civilización que influyen sobre el bienestar individual y colectivo. Esta noción es objetada por quienes consideran que al definir un campo temático y disciplinario debiera prescindirse de consideraciones valóricas. Esto, principalmente porque los valores a que se hace referencia son exclusivos de la tradición occidental, cristiana y de países desarrollados. Podría ponerse en duda la validez de ellos en otros contextos y bajo distintas tradiciones culturales.

Si los problemas para definir salud global son grandes y complejos, se acrecientan al hablar de salud mental global. Ya es objetable separar lo "mental" de lo "no mental", que sería la salud del cuerpo físico, contradiciendo todas las propuestas holísticas que de tiempo en tiempo se formulan ("modelo biopsicosocial" y otros). Pero incluso definiendo trastornos mentales y del comportamiento según las pautas más usadas en el campo psiquiátrico y psicológico, la distinción solamente tiene valor cuando se trata de asignar recursos o definir campos profesionales. En estricto rigor, los recursos asignados a los sistemas de salud suelen ser escasos en relación con los trastornos del comportamiento y las enfermedades psiquiátricas graves. Estas suelen ir asociadas, además, a estigma y discriminación en muchas sociedades (Patel, 2010). Aunque es importante señalar estas consideraciones, se ha impuesto la noción de un campo de intervención multidisciplinar asociado a las poblaciones humanas sin distinción de lugar geográfico o pertenencia a grupos especiales. Esta orientación plantea problemas especiales en su ordenamiento institucional, las formas que adopta su ejercicio en contextos multiculturales y las interacciones entre profesiones. También existe un espacio para el análisis ético. Aunque muchas clasificaciones de trastornos mentales y del comportamiento implícita o explícitamente aluden a cuestiones morales, no es usual que incluyan consideraciones sobre valores y principios en forma explícita.

2. Heterogeneidades discursivas. Multidisciplinariedad y Multiculturalismo

Hay consenso en indicar que los problemas de la salud mental global no pueden ser formulados ni resueltos mediante una perspectiva unilateral o solamente desde una perspectiva exclusivamente médica. El estado de salud es percepción de las personas y nunca deja de estar amenazado por incidencias y perturbaciones. Es una "zona" perceptual cuya exacta evaluación tiene diversas dimensiones.

Por de pronto, la percepción subjetiva de "sentirse" bien o mal. Cuando esta percepción se afecta y lleva a solicitar ayudas podemos hablar de "sensación de enfermedad" o, como se dice en inglés, *illness*. "Sentirse enfermo" debe distinguirse claramente de "tener una enfermedad". Esta condición implica participación profesional y lenguaje especializado.

La apreciación del experto, generalmente un profesional capacitado para rotular trastornos, permite intervenciones. Esta caracterización "técnica", asociada al diagnóstico profesional, suele conocerse como *disease* en la lengua inglesa. Es un proceso multifactorial pues desde la formulación de etiquetas diagnósticas hasta su aplicación al caso concreto está influido por expectativas y tradiciones, además de prejuicios e influencias de la perspectiva profesional confrontada con la experiencia subjetiva. La rotulación experta concluye con la idea de "tener una enfermedad".

Existe una tercera fuente de heterogeneidad, y es la percepción social. A menudo asociada al saber implícito de las personas no profesionales, esta dimensión puede rotularse como *sickness* o "ser considerado enfermo".

Es fácil observar que estos tres discursos no coinciden siempre. Hay quienes se sienten muy mal, pero la mirada experta o la percepción social no ve alteraciones dignas de atención. A la inversa, muchas personas "diagnosticadas" como teniendo trastornos o enfermedades no se sienten mal y en ocasiones su "tratamiento" se basa en consideraciones pronósticas y en "riesgos" no siempre percibidos o valorados.

Desde el punto de vista de las capacidades de las personas para enfrentar los desafíos de la vida, es posible formular otras heterogeneidades.

El primer nivel es el del menoscabo (*impairment*, en inglés). Se trata de deficiencias juzgadas menores o transitorias que no afectan las obligaciones sociales ni la autoestima.

El segundo es la discapacidad (*disability*), que impide realizar ciertas acciones y comportarse de una manera adecuada, con cierto compromiso del papel social, pero que puede resolverse mediante medidas adecuadas.

El tercer nivel lo constituye la minusvalía (*handicap*). Las personas ya precisan ayuda externa especializada (prótesis físicas, adaptaciones estructurales de edificios y vehículos, cuidado constante por parte de otras personas, por ejemplo). Es evidente la incapacidad de los individuos para resolver sus problemas y la necesidad de la intervención externa, individual y social.

A estas heterogeneidades, que cabe llamar relativas a los individuos, debe agregarse las que derivan de los agregados humanos, las comunidades, las etnias, las naciones o cualquier otra forma de agrupación comunitaria que confiere identidad y determina usos, costumbres y percepciones.

La importancia de estudiar las influencias debidas a este factor comunitario puede considerarse desde muchos puntos de vista.

En primer lugar, las formas de experimentar el menoscabo, la discapacidad y la minusvalía, en tanto percepciones subjetivas, varían según el contexto cultural y el periodo histórico. Esta influencia "patoplástica" merece examen. Los cuadros clínicos individuales exigen un encuentro interpretativo, para el cual una buena metáfora la constituye el análisis etnográfico. No se presentan siempre las dolencias en una misma forma. Cuadros clínicos que en el pasado se diagnosticaban con frecuencia ahora son muy raros. Síntomas que en una cultura son valorados como muy patológicos en otras son trivializados. La expresión de las incomodidades y las sensaciones de mal-estar –que finalmente se configuran en signos y síntomas– está acotada por lo que podría ser llamado, con el historiador Shorter, "bancos de síntomas". Esto significa que la "oferta sintomática" que inicia el trabajo clínico o social tiene un número limitado de registros, definido por la época y la cultura.

Indudablemente, también debe considerarse la "constitución valórica" que prevalece en los miembros de las comunidades. En ella confluyen aspectos idiosincráticos (propios de los individuos), posición social (*status*), percepciones y expectativas. El experto llamado a rotular (diagnosticar) los trastornos inicia una "negociación" con quienes requieren su ayuda o con las circunstancias que debe analizar si se trata de una comunidad. Este proceso parte con los preconceptos del diagnosticador, con sus prejuicios y expectativas, y va refinándose por confrontaciones con interlocutores y situaciones. Se trata de un proceso dialógico no muy diferente de lo que en otros contextos suele aludirse como equilibrio reflexivo, en el cual las teorías implícitas y los preconceptos son contrastados con las realidades percibidas hasta llegar a un estado de equilibrio o consenso que satisface epistemológicamente a los partícipes del encuentro. La condición de "extraños morales" se complementa con la idea conexa de "extraños epistémicos". Aunque a veces se use el mismo lenguaje, no siempre se sabe lo mismo ni las palabras tienen las mismas connotaciones para quienes participan en el encuentro clínico o terapéutico. Lo propio vale, con las debidas precauciones, para el encuentro entre investigados e investigadores en el plano de la adquisición y uso de conocimientos relevantes al bienestar individual y social.

Acá vuelve a encontrarse el problema de la relativa diferenciación moral entre individuos que pertenecen a culturas distintas o están en diferentes posiciones de poder. Podría decirse, en el plano de las culturas, que hay pueblos que "crean textos" y pueblos que "son creados por textos". Es necesario recordar cómo, por ejemplo, la imagen de los aborígenes americanos o de los "orientales" fue creada por narraciones hechas por personas que a veces ni siquiera tuvieron contacto con sus culturas. Así lo demuestran la obra de Edward Said en relación a lo que Europa conocía como "el Oriente", y la disputa entre Sepúlveda y Las Casas sobre la "humanidad" de los habitantes de las Américas. La imaginación –no solamente como potencial mímesis de una realidad sino también como representación del universo moral ajeno– ha llenado de prejuicios los encuentros entre personas de distintas culturas, de distintos géneros y de distintas posiciones en relación con el poder. Un ejemplo de esto último lo refleja la obra de Foucault, quien recuerda que el crimen, la pobreza y la locura encontraron en el "asilo" o la segregación (aislamiento) sus tranquilizadoras acciones para preservar el orden establecido. En tal sentido, el hospital psiquiátrico, la cárcel y el asilo para pobres son instituciones destinadas a la regimentación de los "desviados" dentro de un sistema social. Y no escapa a la observación superficial que el trato a los inmigrantes con las nociones de "cuarentena" (física y social) y de "distancia social" tiene una semejanza formal con las instituciones que cautelan la sanidad y el orden.

Sin entrar al terreno de lo patológico, basta recordar que las sociedades modernas son "mosaicos" de grupos con identidades propias. Estas se forman tanto por identificación con ideales o figuras modélicas como por separación y diferenciación con respecto a otros grupos. Ello permite entender por qué la "conflictualidad" (en el sentido de Maliandi) es componente esencial de las culturas. Es inimaginable una sociedad sin conflicto interno y sin tensiones con otras sociedades. La violencia fundante de lo sagrado, en la obra de René Girard, es una fuerza social que en sus versiones positivas lleva a concentrarla en los "chivos expiatorios" o los "sacrificables" y así se mantiene el orden social. Muchas religiones "condenan" a los distintos tildándolos de herejes, apóstatas o infieles, y esto se extiende del campo religioso a otras esferas de creencia e identidad (sistemas de sanación, formas de organización social o tribal, familias, estirpes, como ejemplos).

Cuando estas heterogeneidades se llevan al plano global adquieren relevancia los siguientes datos. Primero, no existe un sentido común a las nociones valóricas en distintas sociedades, aunque se presuponga semejante estructura. Pues cómo se manifiestan la autonomía y la justicia, por ejemplo, depende del contexto de aplicaciones de tales conceptos. Una ética diferencial (en el sentido de Hans Martin Sass) debe dar cuenta de las semejanzas y las diferencias. En el plano de la salud mental global, quienes pontifican sobre "cómo deben ser" las relaciones entre las personas a menudo ignoran las diferencias y presuponen semejanzas a veces no existentes.

En segundo lugar, la presentación de los cuadros clínicos depende críticamente del entorno cultural. No solamente por la influencia patoplástica de este sino también por la apreciación social de los trastornos. Muchos de los relacionados con la ideación y las emociones conducen a rechazo y estigmatización, lo que se traduce en discriminaciones e inequidades.

Parte de esta constelación de factores encuentra resonancias y ecos en las denominaciones y en los sistemas de diagnóstico, a veces en forma soterrada y no explícita. Por ejemplo, durante algunos años, los constructores de DSM-III realmente creían que estaban produciendo un sistema "ateórico" simplemente porque no explicitaban sus prejuicios. Pero no solamente no existen sistemas diagnósticos sin teoría implícita. El no reconocer las diversidades sincrónicas y diacrónicas lleva a imponer un punto de vista exclusivo y excluyente.

3. Psiquiatría Cultural

Durante algún tiempo las observaciones de individuos pertenecientes a otras culturas no pusieron de manifiesto la dimensión hermenéutica del encuentro clínico. Para Kraepelin, un pionero de las comparaciones interculturales, era obvio que los trastornos psíquicos debían presentarse igual en todas las sociedades. La psiquiatría transcultural tuvo las mismas dificultades que la etnografía para entender la relativa independencia de las culturas. O, incluso, la importancia de estas diversidades y sus causas y orígenes. Es verdad que el trabajo de Darwin y muchos etólogos demostró la ubicuidad de las expresiones conductuales de las emociones, al punto que ellas podían ser reconocidas por sujetos de distintas culturas. Sin embargo, frente a la similitud de la expresión, todavía podría preguntarse por la semejanza de las experiencias tras esas manifestaciones de apariencia parecida.

Las competencias culturales, tal es nuestra tesis, son también competencias para entender valores, pues las culturas, más allá de la esfera de las ideas y las imágenes, son también universos morales cuya intelección y comprensión requieren conocimientos de un tipo especial. Por ejemplo, conocimiento del propio universo valórico es precondición para entender otros. Este autoconocimiento no se enseña de forma simple. Pertenece quizá al currículo oculto de las escuelas de medicina y no es materia que se enfoque en los cursos de ética y bioética que se han impuesto en los planes de estudio. Estos suelen consistir en conocer prescripciones y declaraciones o en analizar casos desde la perspectiva de su propia cultura. Esta debe permitir la valorización de la experiencia intersubjetiva que permite compartir un mundo en común. Por más que el trastorno implique una forma de alienación y que el diagnóstico rotule a personas y les imponga una forma de ser y de vivir, es importante señalar que la cultura (en sus efectos sobre la persona) es energía moral, y en ello radica su valor para los estudios.

Las profesiones, sabemos, no son simple saber ni simple hacer. Son saber-hacer reglado, sometido a las normas del oficio y cautelado por la sociedad que ve en ellas satisfacción a demandas sentidas y definidas. Además debe considerarse el saber-estar en la dignidad del oficio que es parte del *ethos* profesional. Y en cuanto al conocimiento, ha de agregarse la dimensión del *hacer-saber*, esto es la enseñanza para otros.

Este se expresa no solamente en el ámbito de la enseñanza, que en la psiquiatría ha consistido más o menos siempre en la formación de "escuelas". No solamente los "somáticos" y los "psíquicos" del siglo XIX, que en la contemporaneidad se replican en la psiquiatría biológica y la psiquiatría dinámica. También en el convencimiento de etiologías predilectas (sociales, biológicas, conflictuales u otras) o terapias (psico o somatoterapias). Los intentos por lograr posiciones holísticas siempre han sido malabarismos verbales, desmentidos por la práctica, regida por un "dualismo práctico" que permite la acción. Es una suposición extendida creer que la fisiología humana es igual en todo el mundo. Se olvida que toda ciencia es un conjunto de creencias y que el sustento empírico es materia de métodos y prejuicios. Un nuevo aparato revoluciona por completo el concepto de normalidad. Las mediciones requieren interpretación en el marco de teorías para ser válidas y útiles. Baste pensar en cómo, en los albores de la patología funcional, las diferencias entre sistemas de pensamiento médico que coexistían en Europa (por ejemplo Francia y Alemania) llevaban a énfasis distintos en el diagnóstico y en la importancia de factores causales o en la elección de medios terapéuticos. Para la medicina el modelo anátomopatológico significó ampliar la mirada médica al "*locus*" físico de las dolencias. Evolucionando desde Morgagni hasta Virchow, el situar lo patológico en el espacio fue un gran logro de la mirada médica. Luego la fisiología y la fisiopatología introdujeron el tiempo como fuente de anomalías bajo el concepto de función alterada. Finalmente, la persona como centro del quehacer médico adoptó diversas formas y significados, desde aquel de "persona profunda" que requiere explicación y análisis hasta el de "persona social", como haz de relaciones, que requiere comprensión.

La otra forma de "hacer-saber", después de la enseñanza, es lo que se conoce como "investigación". Todo dato que se transforma en información puede llegar a ser conocimiento si se agrega estructura y audiencia. Por ende, la comunicación es la fundamentación misma de la ciencia y su razón de ser. Lo que no está comunicado no existe. Lo que no se publica no se conoce. De allí la importancia, primero, de que las formas de obtener conocimiento puedan someterse a escrutinio público en varios sentidos: técnico, científico, moral. Luego, que su comunicación sea de acuerdo con los estándares de la comunidad científica, la cual –por el sistema de evaluadores– tiene una "crítica pre-publicación". Finalmente, es importante que la recepción societaria del conocimiento lleve a una mejora de la sociedad. Esto se resume en los tres ejes de evaluación: Lo propio (apropiado), lo bueno y lo justo.

Del etnocentrismo natural con que enfrentamos la investigación puede pasarse a un etnocentrismo crítico y de allí a una verdadera hermenéutica comparativa de los mundos y las identidades que se enfrentan. La hermenéutica como una teoría general de la interpretación y la comprensión acepta el preconcepto o el prejuicio como puntos de partida y su ejercicio va refinando las percepciones.

Por ende, cabe examinar el concepto de competencia cultural. No en el sentido de una "experticia" más, siguiendo el modelo pseudocientificista que se impone en las ciencias duras, sino como un conjunto armónico de capacidades hermenéuticas que permite ecuanimidad (virtud esta que Osler exigía a la profesión médica). Con las reservas propias de un concepto acuñado con fines específicos, y no exento de un sesgo etnocentrista, sus posibles equivalentes como "seguridad cultural" o "humildad cultural" son simples variaciones de algo que es, en un sentido cabal, podría llamarse competencia bioética. Esto es, la consideración de lo ajeno como potencialidad propia y el entrar en lo que Habermas llama una "praxis comunicativa" (1988). En esta forma de actuar el interlocutor adquiere el valor de un hablante con los mismos derechos de quien interpela y ambos se reconocen protagonistas, intérpretes e interlocutores.

En la investigación psiquiátrica y social cabe distinguir entre la realizada "en" sujetos y la realizada "con" sujetos. En el segundo modo se pide a los individuos investigados no solamente que consientan o asientan, se les pide que colaboren. En aras de la objetividad inalcanzable de las ciencias de objeto, se olvida que las ciencias sociales son ciencias de acciones, y que la validez y confiabilidad de sus conocimientos dependen no solo de la pureza metódica, estimada y valorada por los pares de la comunidad científica, sino también de las virtudes intelectuales y morales que se manifiestan en la comunidad del sistema social de la ciencia. Esta es una comunidad compleja, en la que se incluyen los que proveen datos, los que los recogen y analizan, los que interpretan, los que financian y los que usan sus productos, generalmente en el orden cognoscitivo pero también en la esfera de lo ético. Este "hacer-saber" debe partir de las condiciones objetivas, del dinero que se convierte en ideas (invención) y de las ideas que vuelven a convertirse en dinero y bienes sociales (innovación). Ese "círculo fructuoso" para ser realmente humano, requiere de habilidades y competencias originadas en el oficio mismo de investigar y no impuestas por extraños al proceso (filósofos que pontifican sobre algo que no practican, por ejemplo, o lectores de normas que no entienden en las condiciones reales).

El término "psiquiatría cultural" no solamente debe aplicarse en un contexto trans o inter. Somos extraños morales, pero también extraños epistémicos, aún dentro de un mismo espacio cultural, solo en apariencia homogéneo. Todas las sociedades modernas son multiétnicas y en cierta forma multiculturales. Por ello la psiquiatría cultural es también una auténtica psiquiatría biocéntrica o bioética.

4. Las "Brechas" 10/90 y Saber-Hacer (*know-do*)

No está de más recordar que el 10% de la población mundial –o, también, dentro de las naciones avanzadas– se beneficia del 90% de la inversión en salud. Estas cifras son solamente una forma de expresar los desbalances en el acceso a los bienes de la civilización y aluden a las desigualdades debidas al poder político o económico. Sin duda varía la proporción según el área, pero en líneas generales la idea es indicar lo inequitativo del empleo de los recursos.

La brecha saber-hacer es compleja. Indica que no todo lo que se sabe es susceptible de aplicación, especialmente en países pobres. La falta de acceso es particularmente irritante en sitios que reciben el conocimiento a través de los medios universales de información. Un médico en un país pobre conoce los últimos desarrollos de la industria pero se ve imposibilitado de utilizarlos porque el ambiente en que trabaja no los financia. Ello crea una sensación de desigualdad e impotencia y plantea dilemas éticos.

Ambas brechas no son, por tanto, equivalentes, y cada una presenta desafíos diferentes para la conciencia de los profesionales y planificadores.

5. La Gobernanza de la Salud y sus dificultades en el plano Internacional

"Cujus regio, ejus religio" fue la máxima que se impuso después del tratado de Westfalia de 1648. Con él se apaciguó el ardor bélico de las guerras religiosas y selló la independencia de los Estados nacionales en materia de creencias religiosas. "Según el rey, tal la religión".

Se recuerda esta expresión siempre que las legislaciones nacionales significan impedimento para regulaciones universales. Muchas de las declaraciones llamadas universales son *soft law*, textos no vinculantes que los estados pueden desconocer o no respetar sin consecuencias. A esta categoría pertenecen todas las regulaciones éticas, desde las de UNESCO hasta las emitidas por OMS u otros organismos. En los países signatarios de la convención de Oviedo la aceptación de sus indicaciones tuvo que pasar el trámite de la aprobación nacional, lo cual no fue un proceso uniforme ni equivalente en todos ellos.

La salud global es la consideración de todos los aspectos de la vida humana que contribuyen al bienestar sin límites geográficos o naturales. Sin embargo en el mundo real hay que considerarlos, pues introducen variaciones en cómo se conciben y formulan las directrices, cómo se aplican las normas y cuáles problemas deben enfrentarse. Aun aceptando que la condición humana sea la misma, el contexto en que existe introduce heterogeneidades y limitaciones –a veces, ventajas- que obligan a desarrollar en los investigadores "competencias culturales" que bien pueden llamarse, dado su énfasis dialógico, "competencias bioéticas". No debe entendérselas en el sentido de experticia o habilidad técnica sino en el más universal de empatía, comprensión, tolerancia y prudencia. La equidad y la justicia, aun en la República platónica, se encontraban como virtudes en un plano distinto de la sabiduría o la valentía, propias de los estamentos de esa sociedad ideal.

6. La equidad como meta en un Sistema Global de Salud

El sentido de la equidad es el de justicia distributiva, basada en atributos que hacen merecedores de los bienes a todos los seres dotados de dignidad. Esta puede entenderse como el derecho a tener derechos. Tanto en las filosofías de Kant como de otros filósofos (por ejemplo Descartes) el ser humano, racional y autónomo, no tiene precio sino un valor que le es peculiar, cual es el de poder raciocinar y ser amo de su propio destino. Por ende, no puede ser medio o instrumento sino fin en sí mismo, al cual se concede, según el énfasis filosófico del autor, dominio sobre la naturaleza y esa peculiar distinción de ser sujeto de derechos.

La paradoja en declaraciones de esta índole se percibe si se examina la reiterada necesidad de expresar tales derechos en declaraciones y pactos. No existe lugar en el mundo donde no se haya violado, se violen y vayan a violarse tales derechos humanos, de primera, segunda o tercera generación. Si estuviera en la naturaleza humana su respeto incondicional, tales declaraciones y textos serían innecesarios. Es más. Aquellos que consagran los derechos son declaraciones incorporadas a las leyes nacionales e internacionales que admiten excepciones. El derecho no es equivalente al debate ético pues este no se rige por la norma fijada por escrito sino que se basa en el diálogo. Tampoco introduce sanciones ni coerciones, que la ley permite a la autoridad pública adoptar cuando se la transgrede. Se apela a lo humano, confiando en la racionalidad, la empatía y la corrección emocional de la conducta ante otros seres humanos.

Las nociones de competencia cultural y competencia bioética, que en cierta forma hemos equiparado, indican que es menester un esfuerzo consciente para desarrollar una "imaginación moral" que permita sentirse parte de una humanidad solidaria, que si bien tiene la reciprocidad como un componente de la sociabilidad, exige a veces el desinteresado y unilateral esfuerzo de ayudar a otros sin compensación obligatoria. Una salud global, como bien público, solamente es posible dentro de tales conceptos de equidad, solidaridad y reciprocidad. Ya hemos observado cuán difícil es que las fronteras nacionales permitan, o los organismos internacionales implementen, políticas de bien común universal. Los intereses misceláneos de las sociedades multiétnicas, multiculturales y multiinteresadas que hoy tenemos suelen imponer racionalidades disímiles, conocimientos e intereses discrepantes, identidades logradas con fuerza y hostilidad por oposición con otros grupos humanos.

La idea de salud global puede bien considerarse una abstracción cómoda. Incorpora todos los ámbitos de la vida relacionados con el bien-estar y con el bien-ser, con independencia de lugar, posición o raza. Las diversidades contextuales son inevitables y solamente una sociedad éticamente alfabetizada es capaz de inferir, de la variedad de tipos humanos y sociedades, aquello que es común a todos y respetarlo porque así lo ordena la justa conciencia.

7. Áreas problemáticas para una Salud Mental Global (Rowson *et al., 2012)*

El proyecto BIG (Bioethical Implications of Globalization) se centró en cuatro áreas relevantes para la salud global, que pueden ser reformuladas y analizadas en el campo de la salud mental.

1.- Movilidad de personas, Migraciones y Desplazamientos.
2.- Globalización tecnológica: tecnologías de la información, genómica y biotecnología.
3.-Ampliación y liberalización del comercio y su impacto en la salud.
4.- Amenazas globales sobre la salud: desastres naturales, bioterrorismo, guerra.

Además, puede agregarse lo siguiente:

5.- Inestabilidad política, corrupción.
6.- Conductas riesgosas personales y grupales: drogas, sexo inseguro, sedentarismo, obesidad.

En todas estas áreas es conveniente recoger datos empíricos que sustenten o contradigan prejuicios y conocimientos arraigados, tomando en consideración que la obtención, la evaluación y la aplicación del conocimiento deben regirse por principios morales adecuados y universales.

8. La ética implícita en los nuevos sistemas diagnósticos que consideran la Cultura

Las formulaciones culturales no suelen expresarse en términos familiares para los especialistas en ética o bioética. Sin embargo, tanto desde la neurobiología como de la antropología ha habido críticas a los sistemas diagnósticos en uso, como el DSM-IV, recientemente reemplazado por DSM-5. Y se reflejarán en el esperado ICD-11.

Todas las formulaciones "culturales" esconden, sin emplear la terminología de la ética, prejuicios valóricos, a menudo unilaterales y dependientes de la cultura dominante. A veces esta cultura se impone en forma universal y se conoce como globalización.

9. La creación del sujeto a través de "Objetivaciones"

La historia de la medicina y de la psiquiatría es la historia de la construcción, o las sucesivas construcciones, del sujeto humano a través de una serie de objetivaciones. Proceden estas de las ciencias de objeto, y así, el individuo humano puede ser un ente biológico, un ser social, una construcción del lenguaje. Es paradójico, y al mismo tiempo interesante, comprobar que la medicina como ciencia de acciones se ha basado siempre en algún objeto: el espacio, el tiempo, la persona. Entendiendo por objeto aquello que es contenido y finalidad de una mirada y de un método que le construye, desconstruye y reconstruye a tenor de diferentes mentalidades que han hecho del saber una forma concreta de lidiar con realidades que solamente existen en el momento en que se las formula.

Para una salud global esto no es insignificante. De hecho, la forma de cientificidad que instala Francis Bacon es la cientificidad del método experimental. Que no debe asimilarse sin más a experiencia, pues el experimento es una manera de imponer a la naturaleza la respuesta que se da a las preguntas acotadas de los expertos. La experiencia, en cambio, se construye sobre el fundamento de una sujeción a lo que se percibe y se interpreta del orden natural

La investigación psiquiátrica plantea problemas que sobrepasan el tradicional estatuto ético de la investigación médica en general. Por de pronto, muchas veces los sujetos participantes no están en condiciones de prestar asentimiento o dar consentimiento. Por tratarse de un área de interfaces entre las ciencias biológicas y sociales, la confidencialidad de la información y la privacidad de las personas son consideraciones de gran relieve. Hemos distinguido en otro lugar entre hacer investigación "con" personas e investigar "en" personas. La diferencia estriba en la participación y compromiso que muchas veces se requiere y en la a veces necesaria ocultación de los fines del proceso investigativo. Ello se añade, naturalmente, a la necesidad de respetar la dignidad de las personas y a controlar el "malentendido terapéutico" que a veces se introduce en la investigación biomédica y psicosocial.

Capítulo 21

Salud y conducta en tiempos de Sindemia: una perspectiva psicoética

Introducción

La expresión salud mental puede considerarse un pleonasmo, figura retórica que consiste en abundar redundantemente en expresiones verbales, sin agregar densidad significante. Decir "lo vi con mis propios ojos" no agrega significación a "lo vi". Decir "salud mental" no agrega mucho a "salud", excepto la dimensión subjetiva y de relaciones interpersonales, no plenamente descrita mediante indicadores somáticos.

El impacto de la sindemia o cualquier crisis social debe abordarse desde la vertiente conductual. Aunque esta puede no hacer justicia a la dimensión subjetiva, propia de la introspección y del lenguaje, es de gran importancia en el plano social.

1. Salud Mental y Comportamiento

Puede ser relevante, cuando se habla de salud mental, no descuidar el ámbito de la salud conductual, o de conductas relacionadas con la salud. En inglés, *health behavior* alude a ello.

Independientemente de lo que la gente piense, lo relevante es cómo la gente se comporta.

Por ejemplo, es culturalmente apropiado en algunas comunidades que cuando alguien enferma se le brinde compañía. Eso, unido a la carencia de informaciones epidemiológicas en sectores aislados o vulnerables, propaga enfermedades transmisibles.

Otro aspecto es una tensión, que puede parecer artificial, entre autodeterminación confundida con libertad y obediencia a prescripciones de la autoridad. En muchos países, idearios políticos o simplemente espíritu subversivo impiden que lo razonable epidemiológicamente sea aceptado por parte de la población. Por razones religiosas o políticas, o simplemente por una sensación de invulnerabilidad, las personas no aceptan el confinamiento, la distancia física o medidas individuales en el caso de pandemias o epidemias. El registro histórico señala que la desesperación ante una plaga o pandemia moviliza el deseo de divertirse y gozar de la vida, en la creencia de que el destino decide.

Un tercer aspecto es la incapacidad de cumplir indicaciones sanitarias. En sectores de población que dependen económicamente de sus labores diarias, el confinamiento es prácticamente imposible. Lo propio cabe decir de aquellas personas privadas de recursos mínimos como agua potable o espacios habitacionales seguros.

2. Determinantes de la conducta de salud

Los determinantes de la conducta individual son múltiples.

Además de los factores de cultura, recursos y costumbre es necesario mencionar las diferencias individuales.

Es corriente hablar de personalidad para indicar las diferentes formas estables de comportarse, de concebir amenazas y responder a ellas. Hay labilidades derivadas de la dotación genética o de las experiencias vitales, desigualmente distribuidas en las poblaciones como factor de riesgo. El factor individual incide no solamente en la predisposición a enfermar. Incide también en las reacciones frente a la amenaza y el riesgo.

La personalidad configura una cierta unidad en las capacidades de respuesta en los planos emotivo, fisiológico y conductual, la llamada "tríada psicofisiológica". Un análisis de este aspecto exige descartar la noción de que las poblaciones están constituidas por individuos semejantes, o al menos de homogéneas características, que actúan racionalmente y en interés propio y grupal.

No debe olvidarse el cambio diacrónico en las biografías. En las culturas hay conductas esperadas según grupos etarios. Según la sociedad, se espera mayor o menor consideración a las personas de edad avanzada o pautas de obediencia de los más jóvenes. Suele suponerse que la alfabetización determina pautas de comportamiento que definen la normalidad general. El multiculturalismo y la multietnicidad son factores de importancia, ya sea por patrones culturales propios o por los efectos que tienen la segregación, la discriminación, el estigma y el acceso a los recursos societarios.

3. Lo Pático y lo Patológico. El sufrimiento

Es importante considerar la dimensión pática (de "*pathos*", padecer), relacionada con el sufrimiento. Toda situación inesperada, amenazante o dañina produce un estado de minoración o menoscabo individual que permite resucitar el viejo concepto de sufrimiento. Se sufre cuando hay dolor, impotencia o angustia. Pero también se sufre (en el sentido de ser o estar afectado) ante cualquier cambio, lo que intenta reflejar la expresión "estrés", que puede ser Heustrés o distrés, positivo o negativo con cambios en el sistema nervioso y la conducta.

Provoca sufrimiento la simple limitación de las posibilidades vitales, el futuro probable, o la ruptura de hábitos familiares. Estos brindan tranquilidad y son parte del ecosistema personal. Estar confinado, ver imposibles ciertas prácticas usuales, observar que otros sufren, también puede producir la constelación pática del sufrimiento.

Cuando un profesional ve un caso tenderá a conceptualizarlo en términos que le son familiares. Es habitual que la psiquiatría, tanto la profesional como la *folk* tienda a "psiquiatrizar" el sufrimiento, una forma de medicalización que otorga conceptos psicopatológicos a lo que se experimenta. La difusión de terminología técnica permite que cualquier persona emplee rótulos como angustia, depresión, estrés o trastorno, sin que ello se acompañe de la dimensión etiológica correcta o del perfil pronóstico que supone la terminología especializada.

En los sistemas de cuidado de la salud la rotulación hecha por expertos es la base de las intervenciones. Lo que es sentirse enfermo o ser considerado enfermo empieza a cobrar entidad e importancia cuando se ha transformado en etiqueta diagnóstica, que indica el poder de la palabra autorizada para organizar y dar sentido a la solicitud de ayuda.

Debe notarse también que las conductas de salud y de enfermedad, esto es, el autodeclararse bien o mal y determinar autónomamente el estado de bienestar, también está influido por factores personales y colectivos, culturales, económicos y sociales. La sensación de apoyos pre-profesionales como familia y amigos, el apoyo social no institucionalizado, determina cuándo y por qué solicitar ayuda especializada. La decisión de consultar, e incluso la satisfacción con su resultado, están determinadas por factores previos a ella que en parte determinan las expectativas y por ende el acatamiento de las indicaciones del experto.

4. El dilema del Diagnóstico. Las enfermedades "Iceberg".

La rotulación diagnóstica está ligada a una taxonomía de trastornos que la comunidad experta define y califica, no siempre considerando la voz de los afectados. La gravedad del trastorno y del sufrimiento se estiman por la alteración de los hábitos personales, la incapacidad para realizar actividades usuales, el grado de perturbación de las funciones fisiológicas (por ejemplo sueño, ingesta alimentaria o sexualidad) y de las relaciones interpersonales. Muchas veces las manifestaciones que motivan consulta no son las más importantes. Debe brindarse atención a los trastornos "iceberg". No todo lo que se muestra es lo decisivo y a veces las personas muestran solamente aquello que creen justifica la atención de los expertos.

La rotulación diagnóstica, profesional o lega, brinda tranquilidad. Dar nombre a lo que ocurre es el primer paso para adquirir confianza y brinda una anticipada sensación de control. Bien puede, por el contrario, agravar el sufrimiento, porque la normalidad poblacional o estadística debe confrontarse con la normalidad propia, que cada persona valora según su biografía. Una narración personal coherente, satisfactoria, permite en ocasiones mucho mayor control del sufrimiento que las seguridades de normalidad poblacional. Un valor alterado de presión arterial o glicemia todavía no es suficiente para que las personas con una trayectoria vital determinada acepten su papel de enfermos o satisfagan los requisitos de una respuesta correcta. Recuérdese que la vida humana normal, en la intrahistoria personal, se asocia a sensaciones de mayor o menor vulnerabilidad y que el *riesgo* es la probabilidad de daño. Este es calibrado en cada vida haciendo un balance entre gravedad de los efectos de una situación y la probabilidad de que esta ocurra. El hábito de fumar, por ejemplo, que satisface necesidades o deseos inmediatos, no se modifica por consideraciones de largo plazo y se ve refrendado por los siempre presentes casos de indemnidad observables en algunos casos de referencia.

5. Los trastornos del comportamiento

Entre las rotulaciones diagnósticas suelen los expertos basar su juicio en listas de síntomas y signos, agregando el decurso temporal y los efectos de previas ministraciones terapéuticas o paliativas.

Así, cuadros como el trastorno adaptativo requieren que se inicie después de un tiempo de exposición al estresor y se asigna, por estudios poblacionales, una duración promedio (por ejemplo, seis meses). Como en el caso del duelo, hay margen amplio para calificar de patológica o normal a una reacción, término que en el lenguaje corriente designa tanto la respuesta espontánea como el afrontamiento (*coping*) que sigue.

Aparte del valor organizador de la etiqueta diagnóstica, que evoca y provoca reacciones positivas y negativas según su contenido intrínseco pero también por sus connotaciones (vulgares y expertas), lo que las personas requieren es que se cumplan ciertos ritos comunicacionales en su formulación. Que el experto haya considerado todas las fuentes de distrés, por ejemplo, que haya ponderado el grado y la modalidad del sufrimiento y que conozca la historia personal y social en que se presenta.

Además la mayoría de las personas esperan un hacer concreto. No basta con saber. Hay que saber-hacer y saber-estar. El saber del diagnóstico se traduce, esperablemente, en un hacer adecuado, una intervención. Esta dimensión brinda por una parte tranquilidad al experto por saberse haciendo algo y cumple con las expectativas de las personas, que ven en la acción el cierre del círculo consultivo. Explica el malestar de la gente cuando los médicos dicen "usted no necesita nada" porque equivale, en el imaginario corriente, a decir: usted no tiene nada o, incluso, lo que usted tiene carece de importancia. También conlleva una sobremedicalización de las consultas y un abuso de la prescripción farmacológica, la forma más simple de responder a las demandas.

Saber-estar implica que los rituales comunicativos de parte del experto se ajustan a las reglas implícitas y esperables de un trato empático y comprensivo. Hasta las formas de saludar y despedir influyen, lo que en medicina telemática adquiere dimensiones inéditas. La consulta virtual se rige por distintas normas de etiqueta que la presencial y debe estudiarse su correcta configuración. Desde la cara de quienes intervienen en el intercambio verbal hasta el fondo que a sus espaldas se visualiza son aspectos a considerar, por no hablar del adecuado manejo técnico de los aparatos de comunicación y la posibilidad de accesos futuros en emergencias.

Tanto el saber-hacer como el saber-estar usan de tecnologías blandas, como las reseñadas en el aspecto crucial de la comunicación, la adopción de papeles sociales adecuados y el resultado de la interacción, que se subdivide en efecto e impacto. Un fármaco puede tener efectos, pero no ser efectivo. La suma total, el *quantum* de satisfacción para una y otra parte no dependen solamente de la eficacia teórica (buena indicación) sino de la efectividad real. Efecto no equivale a resultado. Es concebible que una buena prescripción, técnicamente fundada, no lleve a resultado global positivo si no se consideran otros aspectos, algunos de difícil ponderación, que influyen en la evaluación final de la interacción.

El aspecto bioético –como ética dialógica, aplicada e integral– está presente en todas las fases de este proceso: señalamiento del sufrir, rotulación del sufrimiento, comprensión de su contexto, acción pertinente y expectativas futuras. La bioética no es solamente el conocimiento o la aplicación de principios. Estos, según se comprueba a diario, son formulaciones compactas de acciones que traducen valores y respetan normas, pero su significado y sus connotaciones dependen de una *lingüisticidad* que no es universal; depende tanto de la alfabetización como de las emociones que acompañan a la situación vital. La autonomía, la beneficencia, la no-maleficencia y la justicia, incluso la solidaridad y la reciprocidad, por no agregar la vulnerabilidad, son cognitivamente diversas según la circunstancia en que se invoquen y empleen. La perspectiva *psicoética* redefine lo bioético en los planos del comportamiento y la vivencia.

La ética sanitaria no es algo que se agregue a las acciones. Está incorporada en ellas, es una dimensión constitutiva y constituyente. Originalmente en dos planos, el individual y el social, no debe olvidarse el institucional, es decir, aquellos dispositivos materiales, relacionales y personales que influyen en la toma de decisiones. En muchos países, y no solamente en aquellos pobremente alfabetizados, se observa que la tensión entre el bien común y el bien individual se expresan en formas no conciliables. De los diferentes factores involucrados en el sufrimiento, puede afirmarse que no se perciben igual por todos los afectados y que la *sindemia* (la interacción sinérgica de muchos trastornos) siempre es función de muchas incógnitas. Más que diagnósticos de causas, se trata de investigar en qué medida diferentes factores entran en la ecuación diagnóstica. Por ello, hablar de *función* más que de diagnóstico parece una elección adecuada de palabra.

Es importante destacar que la posición social influye en las percepciones. Quienes se sienten en control de la situación reaccionan diferentemente de quienes se sienten librados al azar de la filantropía o la amistad pública. Asimismo, el conocimiento experto no se difunde diáfanamente en contextos afectados por la inundación mediática de redes sociales sin control o censura. Las noticias falsas, las teorías conspirativas, precisamente por su carácter estruendoso, tienen mayor posibilidad de difusión que las observaciones de los expertos, los cuales, a su vez, no tienen unánime opinión. En la interfaz entre conocimiento, creencia, expectativa y capacidad de acción que subyace a toda acción institucionalizada (en toda praxis socialmente aceptada o validada) han de considerarse sus múltiples "capas" o niveles de significados que son, finalmente, los que determinan la acción adecuada. Obsérvese que acción adecuada no equivale a acción correcta, pues la ortodoxia de la praxis se mide por sus resultados y sus repercusiones emocionales y no solamente por seguir prescripciones. Ese es el núcleo del pensamiento bioético, que debe reformularse como *psicoético*, toda vez que la conformación emocional y cognitiva determina el comportamiento.

En años recientes se ha configurado el campo de la neuroética. Con el prefijo neuro se indica una heurística complementaria a la tradicional de la filosofía y las ciencias sociales, que parece brindar un sustento más empírico a la investigación y las aplicaciones. Por de pronto, puede distinguirse entre el basamento neurocientífico de las opciones morales o bien la influencia del deliberar ético en la fisiología y la bioquímica del sistema nervioso. Estas dos vertientes arrojan intuiciones interesantes, en la medida en que se considere que la actual investigación neurocientífica pertenece a un orden conceptual distinto del de la conducta manifiesta o la ideación. El lenguaje técnico de las neurociencias no reemplaza, en su contenido empírico, a las denominaciones de la lengua corriente con que se describen y se interpretan la vivencia, la imaginación o el juicio. Solo de modo analógico puede hablarse de una neurofisiología de los estados mentales, pues a lo sumo se trata de analogías en dos niveles distintos de discursividad, con lenguajes difícilmente compatibles y sin duda no reemplazables. La misma noción de "correlatos" neurales de estados psicológicos es discutible y opera un reduccionismo poco práctico cuando se reemplaza un lenguaje (el de las ciencias duras) por otro (el de las descripciones fenomenológicas). La tarea de síntesis entre una psicología sin cerebro y una fisiología sin mente desorienta si no se especifica el uso social de los enunciados y el discurso. Los niveles categoriales, la retórica de producción del conocimiento e incluso el alcance de las predicciones exigen una transdisciplinariedad que sobrepasa la socialización de los expertos en distintas disciplinas.

Sin desmerecer la utilidad heurística del conocimiento neurocientífico en el discurso ético, la designación que parece más simple y que más fácilmente armoniza es *psicoética*. En él se integra el dato neurocientífico ponderado en sus concomitantes psicológicos (que incluyen la tríada fisiología, conducta y vivencia), más próximos al juego de lenguaje con que suelen describirse los comportamientos y hacerse comprensibles sus motivaciones y consecuencias. Este nivel integrador entre las ciencias duras y la especulación filosófica ha estado siempre presente en la reflexión filosófica. Baste pensar en la obra de Descartes o Kant, en quienes el discurso filosófico nunca deja de suponer un basamento corporal, un "sistema nervioso conceptual" que si bien puede estar apoyado por la empiria del laboratorio introduce construcciones hipotéticas en calidad de constructos mediadores o variables intervinientes. Se cubre así, discursivamente, el hiato que existe entre la discursividad neurocientífica y el razonamiento moral, en forma más accesible y comprensible para personas de distinta formación intelectual o socialización profesional. Pueden usarse sin escrúpulos constructos tales como conciencia y albedrío sin necesidad de reducirlos a la racionalidad del laboratorio y quedar, como siempre, en calidad de pregunta las equivalencias o influencias entre niveles categoriales.

El valor de los constructos intermedios, híbridos, es evidente cuando se trata de interdiscursividades que tienen eficacia social.

Sección IV
Temas de genómica y responsabilidad científica

Capítulo 22

"Manzanas podridas" versus "sistemas corruptos" Un análisis de la inmoralidad en la actividad científica

Introducción

Para quienes se dedican a la investigación científica y además tienen curiosidad por el sistema social al que dicen pertenecer, no es ninguna novedad descubrir cada cierto tiempo casos de transgresión ética. Uno espectacular involucra al científico coreano cuyos experimentos de clonación debieron ser objetados no solamente en lo técnico sino también en lo ético. No solamente había mala ciencia, también la moral para obtener consentimientos informados y reclutar participantes para los estudios era objetable. El procedimiento había sido comunicado en una revista de bioética y debió retirarse.

Se sabe que casos como este, y otros clásicos como el de John Darsee en Harvard, el famoso "coco" de Piltdown en Inglaterra, el affaire Kammerer, el caso Beringer, el notorio caso de sir Cyril Burt, entre otros, dañan el prestigio de la ciencia como institución. Lo vienen haciendo, en realidad, desde los albores de la ciencia experimental, con más o menos publicidad y con mucho de azar. Varios casos clásicos fueron descubiertos por casualidad, a menudo años después de haberse perpetrado los fraudes.

Los fraudes pueden consistir en fabricación de datos, lisa y llana invención de resultados, falsificación de informaciones, modificaciones deliberadas de los datos u omisión de algunos, o plagio, apropiación indebida de ideas, expresiones o resultados obtenidos por otros. Sin embargo hay circunstancias sin ninguna de estas condiciones que, no obstante, son práctica fraudulenta de las ciencias. Por ejemplo, la práctica del "salame", fragmentando en muchos trabajos lo que es una sola investigación ("la mínima unidad publicable" queda a criterio de los autores o bajo control de editores sapientes). Por ejemplo, autorías no reconocidas o reconocidas sin mérito. O también malicioso uso de las estadísticas para obtener "significaciones" en un análisis *post hoc* de los datos. También la perversa utilización de la numerología estadística, a menudo con métodos que ni los autores comprenden, para proyectar una imagen de seriedad matemática. (En estos casos hay que recordar el adagio, de humor inglés, *figures don't lie, but liars figure*, los números no mienten, pero los mentirosos usan números).

No vamos a detenernos en las jugosas y espectaculares historias de algunos casos famosos. Se trata solamente de preguntar por las causas del fraude. Por qué personas que en todo lo demás parecen sobrias y solventes cometen a veces graves faltas a la credibilidad y al prestigio no solamente de ellos como individuos sino de todo su grupo y de la institución que representan.

Lo simple: hay dos órdenes de explicaciones. Las que atribuyen el dolo al individuo y las que lo achacan al sistema social. Se habla de "manzanas podridas" versus "sistema corrupto".

La tesis de la manzana podrida sostiene que alguna perturbación psiquiátrica, el deseo de prestigio o dinero, o la emulación de malos ejemplos pueden inducir a fabricar, falsificar o plagiar. En la soledad del laboratorio, en la desesperación por injusticias que siempre existen en el ambiente académico (como en todos), se puede concebir la idea del crimen perfecto. No descartar la posibilidad del juego. La motivación lúdica tiene que ver con el ejercicio de las propias habilidades. No se olvide al Raskolnikov de *Crimen y Castigo*, que siente su superioridad intelectual como una obligación para cometer delitos impunemente. Un estudiante universitario copió un par de gráficos de una revista y estaba a punto de graduarse en un programa de doctorado. Fue decepcionante saber que lo había hecho por más de un motivo, pero todos triviales. Uno, la presión por terminar. Otro, el deseo de no quedar mal con su supervisora. Y tercero, la confianza en que nadie se daría cuenta, lo que equivalía a despreciar a sus superiores y pares. Nada jocoso. Nada espectacular. Nada trascendente. Una chiquillada.

Un joven académico, considerado brillante por la frecuencia con que su nombre afloraba espontáneamente en las conversaciones, realizaba tareas clínicas y de investigación en un área de frontera. Su ambición no era poca y sus posiciones en el campo social, por designio o por azar, muy buenas. Casado con la hija de un clínico famoso, tenía una familia adinerada producto del comercio, y su ascenso, gracias a buenos mentores, había sido meteórico. El paso siguiente, por cierto, era la culminación de su carrera en algún prestigioso centro de Estados Unidos, para lo cual consideró preferible obtener, fácil y rápidamente, como todos auguraban, un doctorado en una universidad chilena. La tarea parecía simple, y los requisitos de ingreso fáciles de cumplir. Había que acompañar a la solicitud un listado de publicaciones y los correspondientes apartados, lo que nuestro hombre hizo en un abrir y cerrar de ojos. Nadie dudaba de que fuera admitido. Bastaba ver el volumen de sus trabajos y la calidad de las revistas en que habían sido publicados para tener certidumbre sobre el rápido proceso y la brillante trayectoria.

Pero hubo un problema. No había pasado una semana y quienes estaban vinculados al departamento en que trabajaba este joven y prometedor talento recibieron una desconsoladora noticia. El postulante no solo era rechazado. Se le pedía comparecer ante una comisión del programa para aclarar ciertos detalles. Cuando no se pertenece a un área de trabajo específica se desconocen los detalles de los estudios. En este caso no se trataba de sutilezas sino de lo que muchos consideraron transgresión mayor. De los estudios publicados, solo dos eran –por así decir– originales. El resto, copias de los mismos. Un caso clásico de autoplagio. Si en la revista A el gráfico uno estaba con círculos, en la publicación B el mismo gráfico tenía triángulos. Pero los datos eran los mismos, la leyenda muy semejante y las ideas iguales. De modo que el abultado currículo no era más que repetición pues los trabajos no se citaban recíprocamente y nada justificaba su republicación.

El caso permite comparar visiones sobre lo que es buena práctica e integridad en la investigación. Muchos sugirieron que el tópico de la manzana podrida no tenía validez porque un sistema que fuerza a las personas a estos actos no puede ser bueno. Examínese la idea siguiente: si no existiera presión por publicar (*publish or perish*), si los méritos no consistieran en listas de trabajos sino en buenos trabajos, si las promociones se basaran en argumentos complementarios distintos de la competitividad y la productividad, entonces estos casos no existirían. Ergo, dicen unos, lo que falla no es el individuo, es el sistema.

Cuando escuchamos un cacareo incesante sobre el "modelo" económico, o "la universidad que queremos", cabe preguntarse si quienes argumentan admiten que cualquier sistema social está expuesto al dolo, al engaño, la mentira y el fraude. Que solamente variará la forma de concebir la desviación y sus consecuencias pero no la desviación como componente de la vida social. Lo normativo de hoy no es lo de antes. Casos como los obvios de falsificación o fabricación, hoy tan censurados, fueron también observados en épocas en que las publicaciones no eran la escalera de la celebridad.

Un sistema social como el científico tiene atributos que inducen a conductas reprobables. Recuérdese el famoso principio de Mateo, que toma la frase evangélica "a los que tienen se les dará" para fundamentar algo evidente y es que quienes han publicado un trabajo tienen más probabilidades de publicar otro y que la relación entre autores y trabajos es inversa y cuadrática. La ley de Lotka predice que la ciencia se cupulariza y que el mayor porcentaje de estudios en un área dada siempre será el producto de una minoría más hábil o más genial que el promedio de sesudos y honestos trabajadores científicos. Podría caerse en la tentación de reducir las plazas de científicos considerando que los menos hacen lo más. El problema es que existan "lumbreras" donde debe haber una masa de trabajadores corrientes.

No tenemos solución al dilema "manzanas podridas versus sistema corrupto". Solamente sabemos que el fraude y el engaño tienen causas que residen en las personas y causas atribuibles al diseño, deliberado o azaroso, de las relaciones sociales. Unas y otras son difícilmente extirpables, pero lo que importa es que el prestigio de la actividad no decaiga, que sus productos sean confiables y que contribuyan al bienestar general de manera armónica y equilibrada.

Capítulo 23

Bioética y biobancos

Introducción

Se define un biobanco como un depósito de muestras biológicas vinculadas con información personal y sanitaria relevante, almacenadas para investigación médica y de salud (Annaratore *et al.*, 2021). El origen de las muestras es variado; pueden provenir de la clínica, de investigación o del sistema judicial; de cirugías, desechos, pruebas diagnósticas, de recién nacidos o de partes de cadáveres. Los datos asociados a las muestras pueden ser individuales (clínicos, estilo de vida), familiares o relacionados con grupos (etnia, localidad geográfica, lenguaje). Los biobancos permiten realizar investigaciones biomédicas en gran escala al coleccionar muestras biológicas asociadas a datos clínicos (Paskal *et al.*, 2018) y también analizar biomarcadores de enfermedades específicas a partir de muestras biológicas o digitales (bioimagenes) asociadas a datos clínicos y biológicos. Los biomarcadores son esenciales para estudiar diagnósticos y pronóstico de enfermedades, por lo que son útiles en medicina personalizada (Coppola *et al.*, 2019).

La información genética contenida en las muestras es relevante para propósitos clínicos y de salud; puede usarse para motivar cambios en el comportamiento de las personas y reducir riesgos cuando existe susceptibilidad genética a enfermedades (Marteau y Lerman, 2001).

La información archivada en los biobancos es de carácter sensible. Particularmente la información genética tiene especiales características: carácter permanente, relación con la identidad de las personas, capacidad predictiva de salud y comportamiento, tiene relación con miembros de la familia y grupos étnicos, el diagnóstico es más accesible técnicamente que la terapia.

Desde la bioética, la principal preocupación es el consentimiento informado para el uso de muestras y la salvaguarda de confidencialidad y privacidad. La información genética, personal y de salud tiene riesgos, como estigmatización y discriminación de personas y grupos. Además, con la posibilidad de modificar el ADN y usarlo para todo tipo de investigaciones y modificaciones, podría haber usos objetables. Para la investigación genética y sanitaria es de interés el acceso a muestras biológicas y, en muchas ocasiones, a datos asociados de salud, exposición al ambiente o procedencia étnica o familiar, lo que puede entrar en conflicto con la confidencialidad. En el pasado no se tenía la práctica de obtener consentimiento informado para uso posterior de muestras almacenadas, no se consideraban posibles usos científicos o comerciales. Además existe la posibilidad de transferir material biológico de biobancos a otras instituciones, incluso extranjeras, por lo que se busca armonizar normativas sobre biobancos y control de calidad. Debe haber salvaguarda legal para evitar abusos y posibles daños.

Este capítulo reflexiona sobre los temas éticos encontrados con el uso de consentimiento informado de muestras almacenadas en biobancos.

1. Temas éticos en relación con el Consentimiento Informado para el uso de muestras biológicas almacenadas en Biobancos (Rodríguez, 2015)

1a) *Información que se debe proporcionar para investigación*

Si se usan muestras almacenadas en biobancos para investigación se debe proporcionar a los potenciales participantes suficiente información sobre la naturaleza de la investigación, sus implicaciones, objetivos, posibles beneficios y riesgos, medidas de confidencialidad, posible uso comercial o patente, origen de las muestras y forma de almacenamiento, la posibilidad de transferencia futura, derecho de retirar muestras o exigir su destrucción. Además los participantes tienen derecho a conocer cómo se informará de posibles estudios.

La disminución de riesgos tiene que ver con evitar estigmatización y discriminación mediante resguardo de confidencialidad y protección de poblaciones vulnerables, respetando su cultura. Con respecto a los beneficios se necesita clarificar si una muestra donada deja de ser propiedad del donante. Si puede optar por no donar. Si existe algún beneficio comercial o patente, pertenece a la Institución a la que ha sido donada. Especialmente se ha objetado el uso comercial de líneas celulares de comunidades indígenas sin su consentimiento (Arbour y Cook, 2006). Hasta ahora los casos judiciales otorgan el derecho comercial a la Institución que realiza la investigación. Por ejemplo, en el caso de Moore versus Regentes de la Universidad de California (1990), la corte dictó que una muestra biológica donada por un paciente a un Hospital no es propiedad del paciente, y que los individuos no tienen derecho a compartir los beneficios comerciales derivados de una investigación con su material biológico.

1b) *Comprensión de la información proporcionada*

Es importante proporcionar información de manera adecuada a la población y la persona, pues hay personas con poca formación y dificultad para entender el consentimiento informado para uso de muestras biológicas. Importante es también considerar el lenguaje pues la terminología en inglés se traduce de diferentes formas en español. Poblaciones aborígenes pueden tener dificultades para aceptar usos de las muestras, considerando que a veces sienten que las muestras no deberían disociarse del cuerpo.

1c) *Alcance del consentimiento informado*

Se distinguen los siguientes alcances en cuanto al grado de restricción:

a) Amplio: Abierto a toda clase de investigación y uso.
b) Restringido: Uso especificado único, cualquier uso secundario debe obtenerse de nuevo consentimiento informado.
c) Optativo: por elección entre amplio y restringido.
d) Escalonado: por elección de varias opciones dentro de una posible lista de usos secundarios.

Para el biobanco y el investigador resulta más eficiente un modelo de consentimiento amplio porque algunos donantes no desean ser contactados de nuevo o es difícil localizarlos, y permite mayor control en el uso de datos. Considerando los riesgos, se considera que un consentimiento amplio no es un verdadero consentimiento sino una autorización genérica de uso que sacrifica el derecho del donante a la autodeterminación a favor de intereses de investigación.

1d) *Salvaguarda de la confidencialidad*

En la protección de la información se busca garantizar la confidencialidad para evitar acceso a datos personales a terceros que pudieran tomar ventaja de la información. Generalmente se garantiza la confidencialidad mediante la codificación de la información de manera que no sea posible vincularla a datos personales, excepto por la persona encargada de resguardar los datos con un sistema de seguridad que limite el acceso (Knoppers, 2005). El anonimizar las muestras garantiza que no sea posible identificar a las personas donantes. En el consentimiento informado se debe avisar sobre procedimientos de salvaguarda de la confidencialidad, incluyendo el sistema de codificación, de qué forma se accede a la información y quién será el custodio de los datos.

Los datos genéticos obtenidos de muestras humanas, según la vinculación de la información personal, se clasifican de la siguiente manera:

a) *Dato genético de carácter personal.* Información sobre las características hereditarias de una persona, identificada o identificable, obtenida por análisis genético.
b) *Muestras relativas a personas identificadas.* Aparecen clara y directamente vinculadas a la persona de la cual se han obtenido (mediante nombre y apellidos, número de historia clínica, número de Identidad, fecha de nacimiento o dirección de vivienda).
c) *Muestras relativas a personas identificables.* Son muestras codificadas no asociadas a una persona por haberse sustituido o desligado la información que identifica a esa persona utilizando un código. El uso del código permite realizar la operación reversible de recuperar el vínculo con los datos personales cuando sea necesario.
d) *Muestras anónimas.* La identidad de la persona de la que se ha obtenido la muestra no es conocida, y la identificación no es posible debido a que se ha obtenido sin identidad o ha sido hecho anónimamente.

1e) *Transferencia y eliminación de datos y muestras biológicas*

Algunos donantes pueden oponerse a que sus datos y muestras biológicas sean transferidos al extranjero. Esto no siempre se respeta por falta de mecanismos adecuados de consentimiento. Los documentos informativos de consentimiento deberían informar sobre la duración del almacenamiento de la muestra y los procedimientos de transferencia y eliminación, si los hay. Los donantes tienen derecho a solicitar la destrucción de una muestra una vez que ha finalizado la investigación a que ha consentido. En la transferencia hay que tener en cuenta la posibilidad de vincular o no los datos personales; además, puede haber distintas regulaciones a nivel internacional. La identidad del donante depende de cómo esté asociada en la base de datos. Las muestras pueden estar asociadas con información de diferentes maneras:

a) *Identificable:* La identidad del donante está vinculada directamente a la muestra o datos.
b) *Codificada o rastreable.* Se asigna un código y la correspondencia entre el código y la identidad del donante se separa físicamente de la muestra y de los datos. Solamente un número limitado de personas puede vincular el código con la identidad.
c) *Encriptada.* Se añade un mayor nivel de protección al transformar el código con unos caracteres que requieren de una clave a la que solo tiene acceso un tercero.
d) *Anonimizada.* Se disocia el vínculo de manera que no sea posible rastrear la identidad del donante.
e) *Anónima.* Desde el inicio la muestra no contenía información de pertenencia a un individuo.

Se deben también llegar a acuerdos sobre qué hacer con las muestras biológicas y la protección de los datos en caso de muerte del donante o de incapacidad.

1f) *Consentimiento en poblaciones vulnerables*

Las poblaciones vulnerables pueden tener mayores riesgos de discriminación y estigmatización y existir faltas en el respeto de su cultura. Por ejemplo, asociar enfermedades o comportamientos, como adicción o violencia, a etnias o comunidades indígenas puede afectar a la comunidad entera. Por cultura, muchas comunidades indígenas exigen que el consentimiento sea primero otorgado por líderes de la comunidad. El proceso de consentimiento debe respetar creencias y prácticas religiosas o culturales. En Latinoamérica los líderes aborígenes han manifestado oposición a la recolección de muestras de sangre para estudios genéticos debido a que consideran que la sangre es sagrada[7]. Algunas etnias consideran que ninguna parte del cuerpo debería permanecer fuera cuando se entierra en la muerte. En México el Instituto Nacional de Medicina Genómica, creado para estudiar el genoma de los mexicanos y promover una medicina preventiva, originó controversia social y rechazo por falta de entendimiento de su propósito. La Tabla 1 identifica problemas asociados con investigación genética que usa muestras biológicas de aborígenes en general, lo que incluye muestras de biobancos.

Realizar investigaciones con niños tiene el problema de dificultades con la obtención de asentimiento y de la obligación de realizar un consentimiento futuro para respetar su autonomía.

Tabla 1. Problemas asociados con investigación genética que usa muestras biológicas de aborígenes.

Falta de entendimiento de ciencia e investigación	Comercialización	Respeto de la autonomía	Riesgos sociales
El consentimiento informado es difícil de obtener cuando falta entendimiento sobre el concepto y propósito de estudios genéticos.	Falta de normas internacionales consensuadas sobre el comercio de productos derivados de muestras biológicas Generalmente no se dan beneficios a las poblaciones aborígenes.	Falta de respeto a la cultura propia de los aborígenes en la obtención de consentimiento informado.	Discriminación y estigmatización

7 Statement of "Kari_Oca", Rio de Janeiro, Brazil, 1992; Statement of "Santa Cruz de la Sierra", Bolivia, 1994; Statement of "Ukupseni Kuna Yala", Panama 1997. http://www.prodiversitas.bioetica.org/doc33.htm

2. Exención de consentimiento

Los comités de ética de investigación pueden eximir del requisito de consentimiento informado para ciertas investigaciones cuando el riesgo es mínimo, no se afecta adversamente a los derechos y el bienestar de los donantes, no se encuentran razones para pensar que los donantes no hubieran consentido si se les hubiese preguntado, se protege su privacidad y se resguarda la confidencialidad de los datos (Pautas CIOMS, 2016).

3. Temas de regulación de Biobancos

Muchos países carecen de regulaciones específicas para biobancos y estos funcionan con normativas propias. Las normas para transferencia al extranjero están sujetas a acuerdos de cooperación internacional que necesitan efectuar contratos. Estos acuerdos pueden no tener en cuenta necesidades culturales específicas de etnias y grupos aborígenes. Incluso puede ocurrir que entren en conflicto con alguna regulación nacional.

Se necesita también estandarizar la calidad de las muestras biológicas en su condición de almacenamiento para usarlas en una forma eficiente. La temperatura de almacenaje y el tiempo que permanecen congeladas pueden impactar en la preservación. Los procedimientos de preservación y seguridad son costosos, implican contratar personal, equipos, métodos de procesamiento y monitoreo de adecuada temperatura y niveles de nitrógeno líquido. Algunos países desarrollados han creado redes internacionales para coordinar las colecciones de muestras biológicas desarrollando procedimientos comunes, sistemas de computación compatibles, armonización de consentimiento informado y procedimientos de transferencia[8].

[8] NCI Best Practices for Biospecimen Resources. Table of contents. 2011 http://biospecimens.cancer.gov/bestpractices/toc/ISBER best practices for repositories. *Cell Preserv Tech*2008; 6:1–58.
Good Laboratory Practices GLP http://www.oecd.org/document/63/0,2340, en_2649_34381_2346175_1_1_1_1,00.html.

4. Pautas Éticas

Varias pautas éticas internacionales tratan el tema del uso de muestras biológicas almacenadas en biobancos. La Declaración Internacional de la UNESCO sobre los datos genéticos humanos de 2003 propone normas sobre muestras biológicas y datos personales asociados. Establece que los datos genéticos pueden contener información de desconocida relevancia en el momento de la recolección de muestras y tener importancia cultural para individuos y grupos. También establece requisitos para extraer información genética de muestras biológicas destacando el consentimiento informado. La Declaración de Taipei de la Asociación Médica Mundial sobre consideraciones éticas respecto a bases de datos de salud y biobancos del 2016, proporciona guía a médicos y participantes en investigación médica. El Consejo de Europa en la Recomendación *Rec 2006* sobre investigación que usa muestras biológicas humanas contiene algunas normativas para biobancos. La Declaración sobre Bases de Datos del Genoma Humano del Comité de Ética HUGO de 2002 proporcionas principios y recomendaciones para biobancos. Las Pautas sobre Biobancos y Bases de Datos de Investigación Genética Humana de la Organización para Cooperación y Desarrollo Económico de 2007 y 2009 proporcionan principios y buenas prácticas para el manejo y establecimiento de biobancos y para el acceso, uso y seguridad de las muestras biológicas. El Consejo Nuffield del Reino Unido ha contribuido con dos informes: Solidaridad: Reflexiones sobre un concepto emergente en bioética (2011) y Recolección, codificación y uso de datos en investigación biomédica y cuidado de la salud: temas éticos (2014).

Las Pautas éticas CIOMS 2016 del Consejo de Organizaciones Internacionales de Ciencias Médicas contienen recomendaciones específicas para los biobancos. Proponen considerar en las legislaciones las siguientes especificaciones para el consentimiento informado y transferencia de muestras biológicas humanas (pautas 11 y 12):

- Cuando se recolecta y almacena materiales biológicos y datos relacionados, como salud o registros de empleo, las instituciones deben tener un Sistema de gestión para obtener autorización de uso futuro de estos materiales en investigación. Los investigadores no deben afectar adversamente los derechos y bienestar de los individuos de los que se ha sustraído materiales.

- Los custodios de materiales biológicos deben proteger la confidencialidad de la información vinculada al material al compartir con otros investigadores solo datos anonimizados o codificados y limitando el acceso a terceros. La clave del código debe tenerla el custodio del material biológico.
- La transferencia de materiales biológicos debe estar cubierta por un Acuerdo de Transferencia de Materiales (ATM).
- Los materiales biológicos y datos relacionados deben solo recolectarse y almacenarse en colaboración con autoridades locales de salud. La estructura de gestión de tal almacén debiera tener representación de la entidad original. Si el material y los datos son almacenados fuera de la entidad original, debiera haber previsiones para devolver los materiales a aquella entidad y para compartir posibles resultados y beneficios.
- Cuando se recolecta materiales para propósitos de investigación el consentimiento informado puede ser:

  a) Restringido, para un uso particular.
  b) Amplio (solo se acepta si existe un adecuado Sistema de gestión).
  c) Cuando el tejido residual resultante de procesos de diagnóstico o tratamiento se almacena para uso futuro de investigación se puede optar por un sistema de opción-objeción: el material es almacenado y usado para investigación a menos que la persona de la que fue sustraído lo objete explícitamente. Para su aceptación se requiere de las siguientes condiciones:

     1) Los pacientes deben saber de su existencia.
     2) Se ha de proporcionar suficiente información.
     3) Se debe decir a los pacientes que pueden retirar sus datos.
     4) Se debe ofrecer una posibilidad auténtica de objetar.

- Cuando los investigadores necesitan usar materiales recolectados en investigaciones anteriores, clínica u otros propósitos sin haber obtenido consentimiento informado para uso futuro de investigación, el comité de ética de investigación puede eximir del requisito de consentimiento si:

a) La investigación no sería factible o practicable sin la exención.
b) La investigación tiene un importante valor social.
c) La investigación no supone un riesgo mayor que el mínimo para los participantes o el grupo a que pertenecen.

- Cuando se usan datos recolectados de cuidado clínico de rutina, se debe usar un sistema de consentimiento de opción-objeción: los datos son almacenados y usados para investigación a menos que la persona de la que fue sustraído lo objete explícitamente.
- Sin embargo, la objeción de una persona no es aplicable cuando es obligatorio incluir datos en registros poblacionales
- Para la aceptación del sistema de opción-objeción se requiere de las siguientes condiciones:

1) Los pacientes deben saber de su existencia.
2) Se ha de proporcionar suficiente información.
3) Se debe decir a los pacientes que pueden retirar sus datos.
4) Se debe ofrecer una posibilidad auténtica de objetar.

Las Pautas del Consejo Nuffield de Gran Bretaña favorecen realizar "acuerdos de participación" en vez del procedimiento tradicional de consentimiento, considerando que se puede aceptar objetivos amplios de investigación siempre que los comités de ética de investigación los aprueben basados en el bajo riesgo para los participantes.

Capítulo 24

Bioética y genómica humana

Introducción

La ciencia genómica tiene como objetivo estudiar los genes de las distintas especies de seres vivos en sus funciones, información, regulación y transmisión, así como la posibilidad de su modificación y transferencia entre especies. El ADN o ácido desoxirribonucleico es la molécula base de la información genética de acuerdo con la secuencia de 4 bases: adenina, guanina, citosina y timina. El ADN posee la capacidad de autorreplicarse y producir proteínas esenciales para cualquier ser vivo.

La información genética permite entender aspectos importantes de la salud y el comportamiento. Las muestras de tejidos de seres humanos contienen información genética valiosa, por lo que la regulación de su uso en investigación y en clínica plantea cuestionamientos éticos.

Debido al desarrollo de la edición genómica es posible realizar modificaciones genéticas en forma planificada, lo que plantea interrogantes sobre finalidades y consecuencias de tales intervenciones.

1. Temas éticos relacionados con Información Genética

1a) *Potencial de estigmatización o discriminación y protección de la confidencialidad*

La información genética es sensible, susceptible de estigmatizar o discriminar a personas, por lo que debe protegerse. Las siguientes características son relevantes:

Tiene carácter permanente.
Tiene relación con la identidad de la persona.
Tiene capacidad predictiva.

Otorga información más allá del individuo (familia, comunidad, grupo étnico).
El diagnóstico "es más accesible" que la terapia.

Los datos genéticos son sujeto de protección de privacidad debido a su valor predictivo para enfermedades futuras y calidad de vida, puede afectar a miembros de la familia o etnia y a generaciones futuras.

El ser diagnosticado con mutaciones asociadas a enfermedades o problemas de comportamiento como violencia o adicción puede afectar en la búsqueda de trabajo, las relaciones con otras personas o el aumento de valor del seguro médico. La información puede afectar al grupo familiar o étnico.

La estigmatización o discriminación puede afectar a poblaciones vulnerables si vulnera creencias ancestrales, como suponer que los cuerpos son indisociables. Hay dificultades por la poca comprensión de la genética en algunas poblaciones. Varias Declaraciones de poblaciones indígenas han manifestado su oposición a la recolección de muestras de sangre para caracterizar al ADN indígena[9]. El vincular la raza o etnia con la genética puede provocar el estereotipar las enfermedades como propias de ciertas razas con una conceptualización simplista. Deben evitarse las generalizaciones ya que existen considerables variaciones entre los miembros de los grupos étnicos. Un ejemplo lo constituye la estigmatización de los maoríes de Nueva Zelanda al ser catalogados como violentos por una publicación sobre la frecuencia del gen monoamina oxidasa, que se asocia a depresión mayor y comportamientos de riesgo, como el juego, la agresión y la adicción (Lea y Chambers, 2007).

En la protección de la información genética se busca garantizar la confidencialidad de los datos para evitar que terceros, que la persona afectada no quiera que sean informados, tengan acceso a la misma. Generalmente se garantiza la confidencialidad mediante la codificación de la información para que no sea posible vincularla a datos per-

9 Declaración de Kari_Oca, Rio de Janeiro, 1992; Declaración de Santa Cruz de la Sierra, Bolivia,1994; Declaración de Ukupseni, Panamá, 1997. http://www.prodiversitas.bioetica.org/doc33.htm

sonales y solo lo pueda hacer la persona encargada de resguardar los datos. También se puede garantizar la confidencialidad haciendo las muestras anónimas, de manera que no sea posible identificar a donantes, aunque esto dificulta investigaciones que necesitan de datos asociados. Tanto la Declaración de Helsinki como las pautas CIOMS 2016 y la Declaración de la UNESCO sobre los Datos Genéticos Humanos especifican la necesidad de garantizar la confidencialidad.

Por otra parte, el hecho de que la información se almacena en forma computacional obliga a regular el acceso a los datos y la posibilidad de transferencia. La información almacenada en computadoras debe tener mecanismos de seguridad, ya que empleadores y empresas de seguros pueden requerir acceso a la información. Se plantea además el problema del uso secundario de muestras, cuando se recolectaron con un propósito y luego se usaron para otra investigación sin consentimiento, y pueden revelar inadvertidamente datos privados; por ejemplo, en la construcción de una genealogía familiar para una enfermedad usando marcadores genéticos, un individuo podría fácilmente ser identificado sin necesidad de publicar nombres. Se busca que los derechos e intereses de las personas de quienes procede la muestra biológica sean protegidos y que las personas puedan tener control sobre el material recolectado, sobre todo si es identificable. La Sociedad Norteamericana de Genética Humana recomienda que los investigadores utilicen una tercera persona independiente que codifique las muestras con códigos inaccesibles (American Society of Human Genetics, 1999). La confidencialidad solo puede romperse cuando la información obtenida es necesaria para prevenir o disminuir un serio e inminente peligro para la salud de otra persona, o por causa criminal.

1b) *Temas relacionados con el consentimiento informado*

El respeto por las personas exige que se obtenga consentimiento informado de quienes participan en una investigación o en una intervención en salud. Cuando el participante carece de competencia en el consentimiento se puede obtener consentimiento de una persona legalmente autorizada para decidir por él. También debe obtenerse consentimiento si la información va a mantenerse en registros o si se va a mantener muestras y saber quién tiene acceso a dichos registros, la seguridad de su protección y si van a usarse para posteriores investigaciones o deben destruirse. La información debe proporcionarse en forma que pueda ser comprendida. Debido a la complejidad de la información genética y a sus implicaciones sociales, generalmente se requiere que el consentimiento sea apoyado por asesoría genética. No siempre es recomendable y no todas las personas desean saber qué enfermedades van a tener en el futuro, especialmente si no tienen curación. Puede causar estrés, ansiedad, miedo y desconfianza en la persona y la familia. En el caso de enfermedades neurodegenerativas como la enfermedad de Huntington, se ha reportado depresión e intentos suicidas en personas al saber que desarrollarían la enfermedad (Meiser y Dunn, 2001). Por otra parte, hay que considerar que en ciertas culturas los valores comunitarios se hallan por encima de la autonomía del individuo; cuando se habla de respeto no se considera referido exclusivamente al individuo. En ciertas circunstancias el consentimiento informado no solo debe ser individual sino también grupal, lo que también afecta la comunicación de los resultados.

Las Pautas CIOMS (2002, 2016) especifican que en la obtención de consentimiento informado en investigación se debe:

- Explicar los propósitos de la investigación.
- Describir posibles riesgos o molestias derivados del procedimiento de obtención de muestras biológicas.
- Asegurar la voluntariedad de la participación en el estudio.
- Proteger la confidencialidad y privacidad.
- Indicar límites del investigador en cuanto a garantizar confidencialidad y las consecuencias sociales adversas.
- Informar sobre seguridad y derechos de propiedad de los materiales biológicos almacenados
- Permitir a los individuos solicitar que el material biológico o registros sean destruidos o se eliminen identificadores.
- Informar sobre planes de destrucción de materiales e informaciones.
- Informar sobre el tiempo de almacenamiento de muestras biológicas e información.
- Indicar si los sujetos tendrán acceso futuro a información con relevancia clínica. Especialmente si la información es válida y confirmada científicamente.

- Indicar si la información obtenida podría conducir a estigmatización, discriminación o problemas sociales.
- Señalar condiciones para contactar a sujetos de investigación si se necesitare autorización adicional para usos adicionales.
- Informar sobre posibles usos secundarios del material almacenado, no anticipados, o posible creación de una línea celular inmortalizada basada en el material.
- Informar si existe la expectativa de que el material recolectado pueda comercializarse o compartirse con empresas lucrativas.

Cuando se recolectan materiales para propósitos de investigación el consentimiento informado puede ser:

- Restringido, para un uso particular.
- Amplio (solo se acepta si existe un adecuado Sistema de gestión).
- Sistema de opción-objeción: el material es almacenado y usado para investigación a menos que la persona donante lo objete explícitamente. Para su aceptación se requiere de las siguientes condiciones:
  1) Las personas deben conocer su existencia.
  2) Se debe proporcionar suficiente información.
  3) Se debe indicar que los datos pueden eliminarse.
  4) Se debe ofrecer posibilidad auténtica de objetar.

Si no se puede obtener consentimiento informado porque la persona ha muerto, sea inubicable o los datos son innocuos:

- Se debe obtener autorización de comités de evaluación ética y científica.
- Se debe proteger los derechos e intereses de personas y allegados.
- Se debe mantener la privacidad y garantizar la confidencialidad.
- La información a obtener debe tener importancia científica.
- El estudio sería impracticable si fuera impuesto el requisito del consentimiento informado.

1c) *Problemas de equidad*

Por lo general las pruebas genéticas tienen costo alto y por lo tanto hay restricciones de su uso en poblaciones de bajos recursos, lo que genera desigualdades en sus posibles beneficios. Además requieren experiencia y laboratorios bien equipados. Debe evaluarse el costo-efectividad de las pruebas genéticas antes de financiarlas por el sistema público. Entre los factores a evaluar se encuentran (Higashi y Veenstra, 2003):

- Fuerte asociación entre polimorfismos y efectos clínicos relevantes
- Prevalencia de variantes genéticas como para justificar pruebas
- Genotipo con impacto relevante en la calidad de vida, mortalidad o disminución de costos de tratamiento
- Uso de pruebas genéticas (versus procedimientos estándar) que signifique reducción de eventos adversos
- Sensibilidad, especificidad y costos asociados previamente identificados
- Consideración de costos adicionales como asesoría genética

La estratificación de grupos de individuos basados en información genética puede causar menor participación de poblaciones con genotipo de baja respuesta (huérfanos), es decir, pacientes con polimorfismos poco frecuentes para los cuales no sea rentable el desarrollo de pruebas o tratamientos.

1d) *Disponibilidad de las pruebas genéticas*

La disponibilidad de realizar pruebas genéticas puede generar problemas. Puede que la venta sea libre, de uso privado y de alto costo, asociada a la obligación de prescripción médica u obtenida a través de internet. El acceso libre o por internet puede carecer de regulación y provocar falta de la información necesaria y posible manipulación de usuarios. Puede tener un impacto negativo en las personas por información errónea o mal interpretada, que dé más peso del que tiene la genética en causar enfermedades o que se realicen pruebas genéticas inapropiadas en niños o adultos sin consentimiento apropiado. La protección completa de la privacidad es difícil en la práctica de ofrecer directamente pruebas genéticas en internet o por otros mecanismos no regulados.

1e) *Cambios en la relación médico-paciente*

La individualización de las decisiones terapéuticas al usar pruebas genéticas para diagnóstico y pronóstico y posibilidades terapéuticas requiere un mayor nivel de conocimiento por parte de los pacientes, y de suficiente tiempo de los médicos para considerar todas las posibilidades. Para los médicos constituye un desafío explicar la complejidad de las pruebas genéticas y su relación con efectos terapéuticos. Los usuarios necesitan asesoría genética.

1f) *Mentalidad eugenésica*

La eugenesia se refiere a la mentalidad de querer tener los genes más perfectos posible. En forma positiva se busca incrementar los genes favorables en la población. En forma negativa se busca disminuir la frecuencia de genes desfavorables como los causantes de enfermedades. Esta mentalidad ya causó muchas discriminaciones y crímenes contra la dignidad humana en la Alemania nazi, donde se tenía la visión del médico al servicio de un Estado que establecía programas estatales de esterilización y eliminación de disminuidos físicos, enfermos mentales y grupos étnicos considerados indeseables. Hoy día la eugenesia se practica por decisiones individuales, pero debido fundamentalmente a presiones por los costos que significan mantener un descendiente deficiente o inválido. Las posibilidades eugenésicas se han multiplicado por el avance en la tecnología de detección de mutaciones responsables de enfermedades, asociándose con el aborto y selección de embriones. Bajo la visión de la eugenesia se considera que el ser humano puede mejorarse usando la tecnología de modificación genética y tratamientos clínicos para que aumenten las características deseadas. Los límites habría que establecerlos considerando la protección de los derechos humanos y la dignidad de la persona. La protección del embrión y del feto por el ser humano sigue siendo un tema de debate. Recientemente ha tenido lugar la decisión de la Corte Suprema de Estados Unidos que anuló la sentencia del caso Roe contra Wade de 1973, que estableció el derecho constitucional al aborto. Ahora en Estados Unidos ya no existe el derecho constitucional federal al aborto por ser considerado en la sentencia que el feto es un ser humano no nacido.

2. Problemas éticos por el uso de la Ingeniería Genética

A través de la recombinación genética los científicos pueden alterar el material genético de organismos introduciendo ADN externo de la misma o de diferente especie.

Por muchos años se han usado modificaciones genéticas usando vectores y métodos físicos, pero las intervenciones son al azar y no en localizaciones específicas. Para aplicaciones de terapia génica y modificaciones que mejoren características resulta mucho más productivo un sistema que pueda realizar reparación genómica en forma específica. La edición genómica se define como "la práctica de realizar intervenciones en localizaciones específicas a nivel molecular en el ADN o ARN en forma deliberada para alterar las características de estructura o funcionamiento de entidades biológicas" (Nuffield Council on Bioethics, 2016). Nuevos desarrollos han hecho posible la edición genómica de una forma más precisa, eficiente y flexible. El uso de CRISPR/Cas9 ha sido elegido como método preferido por su alto grado de fidelidad, habilidad de realizar ediciones precisas y específicas en el ADN de células vivas, construcción relativamente simple y rápida de bajo costo (Zhu, 2015).

CRISPR son las siglas de Clustered Regularly Interspaced Short Palindromic Repeats, o secuencias de ADN cortas que aparecen repetidas con regularidad (en el genoma bacteriano) y que contienen palíndromos, o textos que se leen igual en las dos direcciones, como reconocer, pero en el lenguaje del ADN. Estas secuencias se comportan en la naturaleza como nanoingenieros genéticos que incorporan ADN de los virus atacantes y lo usan para dirigir su defensa contra los propios virus. La defensa son enzimas (proteína cas) que cortan el ADN del virus y desenrollan el ADN de la bacteria. Los espaciadores derivados de genomas de virus que han infectado a una bacteria sirven como una "memoria genética", por lo que si vuelve a ocurrir un ataque del mismo virus, el sistema CRISPR/Cas9 actúa como defensa cortando cualquier ADN viral que corresponda con la secuencia espaciadora, protegiendo así a la célula de una nueva infección. Si un virus "nuevo" ataca a la bacteria se crea un nuevo espaciador que se inserta en las secuencias. La habilidad del sistema CRISPR/Cas9 de cortar en las dos hélices del ADN capacita la posibilidad de introducir cambios en el genoma como eliminación o adición de secuencias, inversiones y translocaciones de secuencias. Los genetistas adaptan este sistema inmune bacteriano al propósito de modificar a voluntad cualquier genoma. La técnica CRISPR no necesariamente implica inclusión de material genético exógeno de otro organismo sino que puede modificar el material genético propio del organismo, por lo que no deja traza y no es posible saber que se ha introducido un cambio intencionalmente.

La edición genómica tiene potencial terapéutico corrigiendo mutaciones, interrumpiendo un gen mutado que produzca enfermedad, silenciando un gen o introduciendo cambios con función protectora. La tecnología de edición genómica abre la perspectiva de una mejora en la posibilidad de terapia génica tanto a nivel somático como germinal (se transmite a la descendencia). Al alterar el material genético de las células somáticas por ingeniería genética, la terapia génica puede corregir la causa fisiológica de la enfermedad. En principio la terapia génica somática puede ser aplicable para aquellas enfermedades para las que no existe un tratamiento efectivo o las expectativas de efectividad son muy bajas.

El uso de esta terapia puede apoyarse en los principios de autonomía, beneficencia y justicia. Para respetar la autonomía se ha de obtener consentimiento libre e informado respetando la privacidad y la confidencialidad de los datos; se debe evaluar si los beneficios son mayores que los riesgos y se actúe por beneficencia; hay que considerar que en justicia toda persona tiene derecho a tratamiento cuando su vida está en riesgo. El tema de la justicia equitativa es más difícil de resolver, ya que se trata de una terapia costosa y, en muchas ocasiones, de por vida, y por lo tanto no está al alcance de muchos.

Por mucho tiempo la terapia germinal, sin embargo, ha estado prohibida en numerosas legislaciones por el peligro de introducir mutaciones en generaciones venideras. Hoy día la técnica de edición genómica facilita la posibilidad de introducir cambios en la línea germinal por ser más precisa y no introducir cambios en cualquier lugar del genoma, por lo que empieza a plantearse la posibilidad de realizar ensayos de investigación. Sin embargo se cuestiona el derecho a decidir por las generaciones futuras. Se ha objetado que la terapia génica germinal viola la dignidad humana porque cambia el contenido genético de las siguientes generaciones, cuyo consentimiento no puede obtenerse y cuyo interés es difícil de dilucidar. También afectaría a la integridad del patrimonio genético humano, seleccionando y determinando características de las futuras generaciones.

Pero la técnica no es 100% eficaz. Experimentos realizados con monos prueban que la eficacia de edición genómica de CRISPR para borrar o desactivar un gen en un cigoto es del 40%, mientras que las ediciones específicas, o cambio de letras del ADN, funciona en menos ocasiones aún, un 20% de las veces (Liu *et al.*, 2017). En los monos, a veces se consigue editar ambas copias de ADN, pero en otras solo una y en ocasiones ninguna. Solo una mitad de los embriones dan lugar a un nacimiento vivo y de los que nacen muchos contienen una mezcla de células con ADN editado y células sin editar. Si se suman las probabilidades, hay que editar 20 embriones para conseguir un mono vivo con la edición deseada. En vista de la posibilidad de alterar genes humanos, algunos científicos demandan una moratoria a la aplicación de CRIPSPR/Cas9 en la línea germinal, debido a que no ven la técnica lo suficientemente desarrollada para uso clínico (Lanphier *et al.*, 2015). En 2015 el Encuentro Internacional sobre Edición Genética Humana, que congrega miembros de las academias científicas nacionales de América, Gran Bretaña y China, discutió la ética de la modificación genética en la línea germinal y decidió que la generación de cambios heredables en humanos es irresponsable en el estado actual de la técnica; además se crea un foro internacional donde se aborden en forma continuada las preocupaciones y se armonicen regulaciones entre países (Steven, 2015). El Instituto Nacional de la Salud de Estados Unidos emitió una declaración con una moratoria, prohibiendo la investigación de edición genética en embriones humanos financiada por el Instituto Nacional de la Salud (Collins, 2015).

El Reino Unido ha sido el primer país en autorizar la edición o manipulación de genes de embriones humanos. La Autoridad de Fertilización Humana y Embriología (HFEA, siglas en inglés) ha dado su aprobación al Instituto Francis Crick de Londres, con la condición de que la manipulación sea exclusivamente con fines de investigación y que los embriones no se implanten a mujeres en tratamientos de fertilización. El Consejo Nuffield de Bioética (2018) acepta éticamente la edición genética para evitar enfermedades hereditarias siempre que las intervenciones sean seguras y consistentes con el bienestar de la persona futura.

La Academia Nacional de Ciencias, Ingeniería y Medicina de Estados Unidos (2017), prevé los siguientes criterios para aprobar la edición génica en línea germinal:

- Ausencia de alternativas razonables.
- Restringido a prevenir enfermedades o condiciones graves.
- Restringido a editar genes que demostradamente causan enfermedades o predisponen a ellas.
- Restringido a convertir tales genes a versiones prevalentes en la población asociados con salud ordinaria y sin evidencia de efectos adversos.
- Disponibilidad de datos creíbles clínicos o preclínicos sobre riesgos y potenciales beneficios de salud de los procedimientos.
- Supervisión rigurosa continuada durante los ensayos clínicos de los efectos en la salud y seguridad de los participantes.
- Planes comprensivos de seguimiento de larga duración multi-generacionales, respetando autonomía personal.
- Máxima transparencia respetando privacidad.
- Evaluación continuada de la salud y beneficios y riesgos sociales con participación ciudadana.
- Mecanismos de supervisión fiables para prevenir la extensión a usos diferentes de la prevención de enfermedades o condiciones graves.

También se prevé el que sea posible ejercer alteraciones genéticas no terapéuticas intentando mejorar la condición genética del individuo insertando un gen que mejore ciertas cualidades, como la belleza, la inteligencia, o el alargamiento de la vida. Esto es llamado terapia génica perfectiva. Otros defienden el uso de esta técnica, ya que sería muy difícil trazar límites y poner restricciones en la sociedad. El Consejo Nuffield de Bioética (2015) acepta éticamente la edición para mejoría genética en humanos, siempre que las intervenciones sean seguras y no produzcan discriminación, ventajas de unas poblaciones o razas sobre otras o causen división en la sociedad.

El uso de edición genómica podría hacer posible mejorar características con una mayor fiabilidad. Sin embargo el hecho de mejorar características es controversial en muchas de las aplicaciones, como por ejemplo:

- La edición genómica podría usarse para mejorar la capacidad de atletas o mejorar la capacidad intelectual dando ventajas a unos sobre otros.
- La edición genómica podría usarse para prevenir comportamientos como la violencia o disminuir la adicción desconsiderando intervenciones de tipo social. El sistema judicial podría forzar editar genes relacionados con la violencia para criminales.
- Socialmente habría problemas de justicia si algunas poblaciones o individuos son mejorados teniendo ventajas sobre otros.
- Si la intervención se realiza en el desarrollo fetal o con menores, habría problemas de consentimiento informado, ya que los padres estarían decidiendo por sus hijos en un tema que no es de salud.

Tabla 1. Temas éticos en relación con la tecnología de edición genómica.

Características de la edición genómica	Consideraciones éticas
- Habilidad de realizar ediciones precisas y específicas en el ADN de células vivas - Habilidad de no dejar traza de forma que no es posible saber que se ha introducido un cambio intencionalmente cuando los cambios son de pocas bases - Construcción relativamente simple y rápida de bajo costo - Posibilidad de realizar múltiples cambios en varias localizaciones del genoma al mismo tiempo	- Necesidad de evaluar balance de riesgos y beneficios - Protección de individuos y poblaciones vulnerables - Preocupación por el bienestar de generaciones futuras - Respeto por los valores culturales - Protección legal de los derechos humanos - Control de la mentalidad eugenésica - Participación en la toma de decisiones de la esfera pública

3. Preocupaciones sobre Regulaciones

A nivel internacional se reconoce que la mayoría de las regulaciones de los países no proporcionan guía y supervisión adecuadas al uso de edición genómica (Caplan *et al.*, 2015). Es difícil distinguir las modificaciones realizadas por el uso de la tecnología de las que ocurren en forma natural. Las regulaciones deberían clarificar las limitaciones de esta tecnología y su introducción en el mercado; de momento solo se ha limitado las modificaciones en la línea germinal humana. Numerosas legislaciones prohíben la clonación de seres humanos con fines reproductivos. Los derechos humanos y el respeto a la dignidad de las personas deberían evitar prácticas eugenésicas no deseables. El tema es relevante en toda modificación genética de cualquier ser vivo. Se podría, por ejemplo, modificar patógenos para que fueran más dañinos y usarse con fines bélicos o bioterroristas.

Tabla 2. Temas éticos, sociales y legales.

Riesgos	Intervenciones en la línea germinal	Intervenciones para mejorar la especie	Regulaciones
Efectos fuera de objetivo	Daño a generaciones futuras	Desventajas para ciertos grupos y divisiones sociales	Regulación del mercado
Mutaciones	Modificación de la naturaleza humana	Estigmatización y discriminación	Dominio de empresas biotecnológicas
Efectos en el bienestar	Efectos desconocidos a largo plazo	Incremento de desigualdades	Control de armas biológicas

4. Rol de la Bioética

La reflexión bioética puede ayudar a discernir la eticidad de las acciones en relación con el uso del genoma. Como el tema es transversal, en el diálogo deben intervenir tanto el lego como el experto y analizar las temáticas desde distintas perspectivas en una mirada interdisciplinaria. Los siguientes principios son atingentes para el análisis bioético de la genómica (National Academies of Sciences, Engineering, and Medicine, 2017):

1) El principio de autonomía, que reconoce y respeta la capacidad de los individuos para tomar decisiones. Bajo este principio es importante que se dé la información necesaria para el consentimiento informado, la aceptación o rechazo de ciertas intervenciones y para proteger la confidencialidad y la privacidad
2) El respeto de la dignidad de las personas, que reconoce que toda persona tiene un valor moral igual independiente de sus cualidades genéticas. Se debe prevenir formas abusivas de eugenesia, así como la estigmatización y discriminación de personas
3) El principio de beneficencia y no maleficencia, que vela por mejorar los beneficios y prevenir el daño. Se busca un balance adecuado de riesgos y beneficios favorable al beneficio, teniendo en cuenta también la protección de poblaciones vulnerables.
4) El principio de precaución (principio 15 de la Declaración de Río de Janeiro sobre el ambiente y el desarrollo), que exige tomar medidas razonables para anticipar potenciales consecuencias serias para el ambiente aunque no se tenga prueba científica.
5) El principio de justicia, que implica imparcialidad y distribución equitativa en el acceso a beneficios.
6) El principio del cuidado, para las personas que se someten a intervenciones de modificación genómica de manera que se realicen con precaución y solo ante evidencia fuerte de eficacia y supervisión apropiada. También se exige frecuente evaluación de las innovaciones teniendo en cuenta la opinión pública.
7) El principio de ejercer una ciencia responsable, lo que exige adherencia a los altos estándares de investigación de acuerdo con las normas internacionales y profesionales. Se exige: diseño experimental y análisis de alta calidad, apropiada evaluación de protocolos y de resultados, corrección de datos o análisis falsos o engañosos, y controlar conflictos de interés financieros que obstaculicen el bien común.
8) El principio de cooperación transnacional, que apoya el compromiso de colaborar en investigación y regulación, respetando los contextos culturales diferentes.

9) El principio de respetar los valores culturales y la transparencia en la información sobre los nuevos desarrollos e innovaciones. Se exige considerar mecanismos apropiados de comunicación al mundo civil, estudiar qué valores culturales deben protegerse e involucrar al mundo lego en la toma de decisiones.

El principio de responsabilidad hacia las generaciones futuras de Hans Jonas (1995), que exige poner límites a las intervenciones humanas en genética. Este filósofo, frente a los peligros de las nuevas tecnologías, propone un nuevo imperativo categórico de la conducta humana: "obra de tal manera que los efectos de tu acción sean compatibles con la permanencia de una vida humana auténtica en la tierra, o, expresado negativamente: obra de tal modo que los efectos de tu acción no sean destructivos para la futura posibilidad de esa vida, o simplemente, no pongas en peligro las condiciones de la continuidad indefinida de la humanidad en la tierra".

Referencias selectas

Estas referencias se brindan solamente a título ilustrativo y no están representadas todas las citas del texto, las cuales –según el contexto– son fáciles de encontrar.

American Society of Human Genetics. (1999). *Response to the NBAC on ethical issues surrounding research using human biological samples.*

Annaratone L., De Palma G., Bonizzi G., Sapino A., Botti G., *et al.* (2021). Alleanza Contro il Cancro (acc) Pathology and Biobanking Working Group. Basic principles of biobanking: from biological samples to precision medicine for patients. *Virchows Arch.* 479 (2): 233-246.

Appelbaum P. S., Anatchkova M., Albert K., Dunn L. B., Lidz C. W. (2012). Therapeutic misconception in research subjects: development and validation of a measure. *Clin Trials* 9 (6): 748-61.

Arbour L. y Cook D. (2006). dna on loan: issues to consider when carrying out genetic research with aboriginal families and communities. *Community Genetics* 9: 153–160.

Barnes D. E., Bero L. A. (1998) Why review articles on the health effects of passive smoking reach different conclusions. *JAMA* 279: 1566-1570.

Beauchamp T. L., Childress J. F. (1979). *Principles of Biomedical Ethics.* New York: Oxford University Press.

Beauvoir S. (1976). *Todos los hombres son mortales.* Barcelona: Edhasa.

Bekelman J. E., Li Y., Gross C. P. (2003). Scope and impact of financial conflicts of interest in biomedical research: a systematic review. *JAMA.* 289(4):454-65.

Berlinger N., Wynia M., Powell T., Hester M., Milliken A., *et al.* (2020). Ethical framework for health care institutions & guidelines for institutional ethics services responding to the coronavirus pandemic: Managing uncertainty, safeguarding communities, guiding practice. https://www.thehastingscenter.org/ethicalframeworkcovid19/*.eport*2020; 50 n°2: 8– 12.

Bichat X. (1800). *Recherches physiologiques sur la vie et la mort.*

Betancur M. (2017). *Narración, juegos de lenguaje e identidades.* Universidad Veracruzana, Xalapa.

Boyle J. (2004). Medical Ethics and double effect: a case of terminal sedation. *Theor Med Bioeth* 25: 52-60.

Bueno G. (2001). *¿Qué es Bioética?* Oviedo: Fundación Gustavo Bueno y Ediciones Pentalfa.

Caplan A. L., Parent B., Shen M., *et al.* (2015). No Time to Waste-the Ethical Challenges Created by crispr: crispr/Cas, Being an Efficient, Simple, and Cheap Technology to Edit the Genome of Any Organism, Raises Many Ethical and Regulatory Issues beyond the Use to Manipulate Human Germ Line Cells. *EMBO Reports* 16.11: 1421–1426.

Carlyle T. (1907). *Los héroes*. Buenos Aires: Espasa Calpe.

Cesari M. and Proietti M. (2020). covid-19 in Italy: Ageism and Decision Making in a Pandemic. *Journal of the American Medical Directors Association21*(5), 576–577. https://doi.org/10.1016/j.jamda.2020.03.025.

Christian P. (1949). Wesen und Formen der Bipersonalität. Stuttgart: Ferdinand Enke Verlag (Beiträge aus der Allgemeinen Medizin). Traducción castellana de Fernando Lolas: Esencia y formas de la bipersonalidad". Monografías de Acta Bioethica, 2009, Centro Interdisciplinario de Estudios en Bioética, Universidad de Chile, Santiago de Chile.

Collins F. (2015). Statement on nih funding of research using gene editing technologies in human embryos. The nih Director – *National Institutes of Health (NIH).* http://www.nih.gov/about-nih/who-we-are/nih-director/statements/statement-nih-funding-research-using-geneediting-technologies-human-embryos.

Comité Internacional de Bioética (cib) de la unesco y la Comisión Mundial de Ética del Conocimiento Científico y la Tecnología (comest) de la unesco (2020). *Declaración sobre el covid-19: consideraciones éticas desde una perspectiva global*. https://unesdoc.unesco.org/ark:/48223/pf0000373115.

Coppola L., Cianflone A., Grimaldi A. M., Incoronato M., *et al.* (2019). Biobanking in health care: evolution and future directions. *J Transl Med.* 22;17(1):172.

Dilthey Wilhelm (2015). *Historia de la filosofía*. México D. F.: Fondo de Cultura Económica.

Doudna J., Charpentier E. (2014). The new frontier of genome engineering with crispr/Cas9. *Science* 346: 1258096.

Djulbegovic B., Guyatt G. H. (2017). Progress in evidence-based medicine: a quarter century on. *Lancet* 22; 390(10092): 415-423.

Emanuel E. (1999). ¿Qué hace que la investigación clínica sea ética? Siete requisitos éticos. En: Pellegrini A, Macklin R, eds. *Investigación en Sujetos Humanos: Experiencia Internacional*. Santiago de Chile: Programa Regional de Bioética ops/oms; 33-46.

Emanuel E. J., Persad G., Upshur R., Thome B., *et al.* (2020). Fair allocation of scarce medical resources in the time of Covid-19. *New Engl J Med.* 21; 382 (21): 2049-2055.

Fish S. (1982) *Is there a text in this class? The authority of interpretative communities.* Massachusetts: Harvard University Press.

Franca Tarragó, O. (1996). *Ética de la Práctica Psicológica y Psiquiátrica: una introducción a la Psicoética,* Bilbao: Desclée de Bouwer.

Gadamer H. G. (1993). Über die Verborgenheit der Gesundheit. Suhrkamp, Frankfurt a.M: Suhrkamp.

Gadamer H-G. (2003). *Verdad y Método*. Salamanca: Ediciones Sígueme.

Gracia D. (1990) *Primum non nocere. El principio de no-maleficencia como fundamento de la ética médica*. Madrid: Academia Real Nacional de Medicina.

Gracian B. (1669). *El Criticón : tercera parte, en el invierno de la vejez*. Amberes: Gerónimo y Juan Baptista Verdussen.

Habermas J. (1988). *Theorie des kommunikativen Handelns*. Frankfurt/Main: Edition Suhrkamp.

Harkin D. W. (2020). Covid-19: balancing personal risk and professional duty. *BMJ* 369 :m1606. https://www.bmj.com/content/369/bmj.m1606.

Higashi M. K., Veenstra D. L. (2003). Managed care in the genomic era: assessing the cost effectiveness of genetic test. *Am J Manag Care* 9: 493–500.

Jaynes J. (2009). *El origen de la conciencia en la ruptura de la mente bicameral*. Originalmente publicado en inglés en 1976 (1ª edición). México: Fondo de Cultura Económica.

Jonas H. (1995). *El Principio Responsabilidad. Ensayo de una ética para la civilización tecnológica*. Barcelona, Círculo de Lectores/Herder.

Kafaee M., Kheirkhah M. T., Balali R., Gharibzadeh S. (2022). Conflict of interest as a cognitive bias. *Account Res.* 29 (6): 379-396.

Kirmayer L. (2012). Cultural competence and evidence-based practice in mental health: Epistemic communities and the politics of pluralism. *Social Science & Medicine* 75, 249–256.

Kirmayer L. y Pedersen D. (2014). Toward a new architecture for global mental health. *Transcultural Psychiatry*. Vol. 51(6): 759–776.

Knoppers B. M. (2005). "Consent revisited: points to consider". *Health Law Review* 13: 33–38.

Koplan J. (2009). Towards a common definition of global health. *The Lancet* 373:1993-95.

Kosselleck R. (1993). *Futuro pasado. Para una semántica de los tiempos históricos*. Paidós, Barcelona.

Koselleck R. (2002). *The Practice of Conceptual History: Timing, History, Spacing Concepts. (Cultural Memory in the Present)*, Stanford.

Kottow M. (2009). *Bioética Ecológica*. Universidad del Bosque. Colección bios y oikos, Bogotá: Editorial Kimpres Ltda.

Kuhn T. (1962). *The structure of scientific revolutions*. Chicago: University of Chicago Press.

Laín Entralgo P. (1950). *Introducción histórica al estudio de la patología psicosomática*. Madrid: Paz Montalvo.

Laín Entralgo P. (1996). Tres reflexiones éticas. *Isegoría: Revista de filosofía moral y política* 13: 99-117.

Lanphier E., Urnov F., Haecker S. E., Werner M., Smolenski J. (2015). Don't edit the human germ-line. *Nature* 519 (7544): 410-411.

Latour B. (1987) *Science in action*. Cambridge, Mass: Harvard University Press.

Lea R., Chambers G. (2007). Monoamine oxidase, addiction, and the "warrior" gene hypothesis. *N. Z. Med. J.*120 (1250): U2441.
Leff J., Sartorius N., Jablensky A., Korten A., Ernberg G. (1992). The international pilot study of schizophrenia: Five-year follow-up findings. *Psychol Med.* 22 : 131–45.
León-Correa F. (2011). Pobreza, vulnerabilidad y calidad de vida en América Latina: Retos para la bioética. *Acta bioeth.* 17 (1): 19-29. Disponible en: http://www.scielo.cl/scielo.php?script=sci_arttext&pid=S1726-569X2011000100003&lng=es. http://dx.doi.org/10.4067/S1726-569X2011000100003.
Lepp I. (1967). *Psicoanálisis de la muerte.* Buenos Aires: Carlos Lohlé.
Sciacca M. F. (1962). *Muerte e inmortalidad,* Barcelona: Miracle.
Litewka S. G., Heitman E. (2020). Latin American healthcare systems in times of pandemic. *Developing World Bioeth.* 00: 1-5. https://doi.org/10.1111/dewb.12262.
Liu Z., Cai Y., Sun Q. (2017). Genome editing of monkey. *Methods Mol Biol.* 1630:141-152.
Lolas F. (1985). *Notas al margen. Ensayos.* Santiago de Chile: Travesías, Cuatro Vientos.
Lolas F. (1992). Las transformaciones de la medicina: modelo farmacéutico y ciencias sociales. En Lolas F., Florenzano R., Gyarmati G., Trejo C. (editores). *Ciencias sociales y medicina. Perspectivas latinoamericanas* (pp. 21-29). Santiago de Chile: Editorial Universitaria.
Lolas F. (1995). *La perspectiva psicosomática en medicina. Ensayos de aproximación.* Santiago de Chile: Editorial Universitaria (2ª edición).
Lolas F. (1996a). Bioethical narratives: Toward the construction of social space for moral imagination. *International Journal of Bioethics* 7(1): 53-55.
Lolas F. (Ed.) (1996b). *Vejez y envejecimiento en América Latina y el Caribe. Aspectos demográficos y bioéticos.* Santiago de Chile, Universidad de Chile, Vicerrectoría de Asuntos Académicos y Estudiantiles, 85p. (Cuadernos de Extensión de la Vicerrectoría Académica).
Lolas F. (Ed.) (1996c). *Vejez y envejecimiento en América Latina y el Caribe. Aspectos demográficos y bioéticos.* Santiago de Chile, Universidad de Chile, Vicerrectoría de Asuntos Académicos y Estudiantiles, 85p. (Cuadernos de Extensión de la Vicerrectoría Académica).
Lolas F. (1997). *Más allá del cuerpo. La construcción narrativa de la salud.* Santiago: Andrés Bello.
Lolas F. (2000). *Bioética y Antropología médica.* Santiago de Chile: Mediterráneo
Lolas F. (2001). Las dimensiones bioéticas de la vejez. *Acta Bioethica* 7(1): 57-70.
Lolas F. (2002). Bioethics and psychiatry: a challenging future. *World Psychiatry(World Psychiatric Association Journal)* 1(2): 127-128.
Lolas F. (2004). Consideraciones sobre vulnerabilidad social. *Quirón* (La Plata) 35: 45-51.
Lolas F. (2005). Evitar la distanasia tecnocrática: objetivo de los cuidados paliativos. *Ars Medica (Pontificia Universidad Católica de Chile)* N° 11, pp. 17-22.

LOLAS F. (2006). Escritos sobre vejez, envejecimiento y muerte. 2ª edición. Iquique, Campus, 230p. (Primera edición 2002).
LOLAS F. (2006). Ethics in psychiatry: A framework. *World Psychiatry* 5: 185-187.
LOLAS F. y DRUMOND J. G. (2007). *Fundamentos de una antropología bioética. O apropiado, o bom e o justo.* Sao Paulo: Edicoes Loyola y Centro Universitario Sao Camilo.
LOLAS F. (2008a). La bioética como filosofía social en la formulación de políticas públicas. Consideraciones sobre epistemología, sustentabilidad y sostenibilidad. En: Cuneo A., Mena C. y Pizarro, C. (Eds.) *Estudios de Derecho Privado.* Santiago, Editorial Jurídica de Chile y Fundación Fernando Fueyo Laneri, pp.607-615. (Libro Homenaje al profesor Gonzalo Figueroa Yáñez).
LOLAS F. (2008b). La psiquiatría como saber-hacer, saber-estar y hacer-saber (Editorial) *Salud Mental* (México) 31: 341.
LOLAS F. (2009). El desafío de la vejez hacia el futuro. *Revista de Derecho de la Universidad Finis Terrae* (Santiago de Chile) XIII (13): 137-146.
LOLAS F. (2010). Psychiatry and human rights in Latin America: Ethical dilemmas and the future. *International Review of Psychiatry* 22(4): 325-329.
LOLAS F. (2012). Viktor von Weizsäcker and Fritz Jahr. A challenge for cultural analysis. In Muzur A. & Sass H-M (editors) *Fritz Jahr and the Foundations of Global Bioethics.,* Berlin-Münster: LIT Verlag (pp. 121-124)
LOLAS F. (2015). *Fundamentos para una teoría de la medicina,* Madrid: Niram Art.
LOLAS F. (2016). Bioética global y el problema del medioambiente. *Estudios internacionales* (Santiago); 48 (185), 21-30. https://dx.doi.org/10.5354/0719-3769.2016.44517.
LORENZ K. (1963). *Das sogenannte Böse zur Naturgeschichte der Aggression,* Wien: Verlag Dr. G Borotha-Schoeler, 1963.
MACKLIN R. (2003). Dignity is a useless concept. *British Medical Journal* 327 (7429): 1419-20.
MARTEAU T. M., LERMAN C. (2001). Genetic risk and behavioural change. *BMJ* 322 (7293): 1056-9.
MEISER B., DUNN S. (2001). Psychological effect of genetic testing for Huntington's disease: an update of the literature. *Western Journal of Medicine* 174(5): 336-340.
MIK-MEYER N., OBLING A. R. (2012). The negotiation of the sick role: general practitioners' classification of patients with medically unexplained symptoms. *Sociol Health Illn.* 34(7): 1025-38.
MOORE V. REGENTS (1990). University of California 793, p 2d 479.
MUÑOZ M. M. (2021). La actualidad del método hermenéutico de Friedrich Schleiermacher. *Escritos, 29*(62), 56-72.
NATIONAL ACADEMIES OF SCIENCES, ENGINEERING, AND MEDICINE. (2017). *Human Genome Editing: Science, Ethics, and Governance.*
NEJSTGAARD C. H., BERO L., HRÓBJARTSSON A., JØRGENSEN A. W., *et al.* (2020). Conflicts of interest in clinical guidelines, advisory committee reports, opinion pieces, and narrative reviews: associations with recommendations. *Cochrane Database Syst Rev.* 8;12(12):MR000040.

Nuffield Council on Bioethics. (2015). *Ideas about naturalness in public and political debates about science, technology and medicine*, available at: http://nuffieldbioethics.org/project/naturalness/the-findings.

Nuffield Council on Bioethics. (2016). *Genome editing: an ethical review*. http://www.nuffieldbioethics.org.

Nuffield Council on Bioethics. (2018). *Report on human genome editing*.

Panda S., Das A. (2022). Equipoise: Where does it stand in current clinical research. Indian. *J Dermatol Venereol Leprol*. 88 (2): 135-136.

Paskal W., Paskal A. M., Dębski T., Gryziak M., Jaworowski J. (2018). Aspects of Modern Biobank Activity - Comprehensive Review. *Pathol Oncol Res*. 24(4):771-785.

Pérez J. O. (2016). Health, un discursema polisemántico. Researchgate.net/publication/317620786.

Pérez F. M. (2016). Adecuación del esfuerzo terapéutico, una estrategia al final de la vida. *Semergen* 42(8):566-574.

Pisinger C., Godtfredsen N., Bender A. M. (2019). A conflict of interest is strongly associated with tobacco industry-favourable results, indicating no harm of e-cigarettes. *Prev Med*. 119:124-131.

Polanyi M. (1974). *Personal Knowledge*, Chicago: University of Chicago Press

Porta J., Guinovart C., Ylla-Català. (1999). Definición y opiniones acerca de la sedación terminal: estudio multicéntrico catalano-balear. *Medicina Paliativa* 6: 108-115.

Potter V. R. (1971). *Bioethics bridge to the future*. New York: Prentice Hall,

Potter V. R. (1988). *Global Bioethics. Building on the Leopold Legacy*. Michigan: Michigan State University Press.

Prainsack B., Buyx A. (2011). Solidarity: Reflections on an Emerging Concept in Bioethics. London, UK: *Nuffield Council on Bioethics*.

Pyrrho M., Cornelli G., y Garrafa V. (2009). Dignidad humana: reconocimiento y operacionalización del concepto. *Acta bioethica* 15(1): 65-69.

Reich W. T. (1994). The Word "Bioethics"; Its Birth and the Legacies of those Who Shaped It. *Kennedy Institute of Ethics Journal* 4 (4): 319-335.

Ricoeur P.(1996). *Sí mismo como otro*, México: Siglo XXI Editores

Ricoeur P. (2007). *Tiempo y Narración I*, 6ª ed. México: Siglo XXI Editores.

Rodriguez E. (2015). Ethical Issues of Consent for Genetic Research in Latin American Bio-banks. *J Clinic Res Bioeth* 6: 228.

Rodríguez-Yunta E., Lolas F. (2017). Conflictos de interés, sesgo y ética. Mirada antropológica. *Studia Bioethica* 10 (3): 46-49.

Rof Carballo, J. (1961). *Urdimbre afectiva y enfermedad*. Barcelona: Labor.

Rowson M., Willott C., Hughues R. *et al.* (2012). Conceptualising global health: theoretical issues and their relevance for teaching. *Globalization and Health* 8:36 (doi:10.1186/1744-8603-8-36)

Sah S., Fugh-Berman A. (2013). Physicians under the influence: social psychology and industry marketing strategies. *J Law Med Ethics* 41:665–672.

Sánchez E. (2002). El principio de precaución: implicaciones para la salud pública. *Gac Sanit* 16: 5: 371-373.

Sarmiento Medina P. J. (2013). Bioética ambiental y ecopedagogía: una tarea pendiente. *Acta bioethica* [Internet]. [citado 2022 Feb 12] 19(1):29-38. Disponible en: http://www.scielo.cl/scielo.php?script=sci_arttext&pid=S1726-569X2013000100004&lng=es. http://dx.doi.org/10.4067/S1726-569X2013000100004.

Sartorius N., Gulbinat W., Harrison G., Laska E., Siegel C. (1996). Long-term follow-up of schizophrenia in 16 countries. A description of the international study of schizophrenia conducted by the World Health Organization. *Soc Psychiatry Psychiatr Epidemiol.* 31: 249–58.

Singer M. (2009). *Introduction to syndemics: a critical systems approach to public and community health.* Jossey-Bass, NY.

Seleme H. M. (2016). El Método del Equilibrio Reflexivo y su uso en el Derecho. En *Metodología de la Investigación Jurídica. Propuestas contemporáneas.* Brujas.

Steven O. (Ed.) (2015). Committee on Science, Technology, and Law; Policy and Global Affairs: *National Academies of Sciences, Engineering, and Medicine. International Summit on Gene Editing.* http://www.nap.edu/catalog/21913/international-summit-on-human-geneediting-a-global-discussion.

Swede H., Stone C. L., Norwood A. R. (2007). National Population-based Biobanks for Genetics Research. *Genetics in Medicine* 9(3): 141-149.

Taboada R., P. (2012). Sedación paliativa (parte I): Controversias sobre términos, definiciones y aplicaciones clínicas. *Acta bioethica, 18*(2): 155-162. https://dx.doi.org/10.4067/S1726-569X2012000200003.

Taylor C. (1994). *La ética de la autenticidad.* Barcelona: Paidós Ibérica

Thaning M. S. (2015). *The problem of objectivity in Gadamer´s hermeneutics in light of McDowell's empiricism.* Zürich: Springer.

Thompson D. F. (1993). Understanding financial conflicts of interest. *New England Journal of Medicine* 329: 573-576. .

Tobin M. J. (2018). Conflicts of interest and the patient-doctor covenant. *Intensive Care Med.* 44 (10): 1760-1761.

Vargas F. M. (2020). Bioética ambiental en perspectiva latinoamericana. *Revista Latinoamericana de Bioética, 20*(2), 55-73.

Vázquez R. (2017). La vía negativa de acceso a la dignidad y la expresión "muerte digna". *Revista de Bioética y Derecho,* (40), 23-31.

Vidal G., Alarcón R., Lolas F. (Directores) (1995). *Enciclopedia Iberoamericana de Psiquiatría.* Editorial Médica Panamericana, Buenos Aires. 3 vols.

Weber M. (1996). *Economía y sociedad.* México: Fondo de Cultura Económica.

Weizsäcker V.V. (1997). *Der Gestaltkreis. Theorie der Einhit von Wahrnehmen und Bewegen.* En Gesammelte Schriften 4 (Ed. Janz, D., Rimpau, W, Schindler, W.), Suhrkamp, Frankfurt a.M.

Wilches Flórez I. M. (2011). La Propuesta Bioética de Van Rensselaer Potter, cuatro décadas después.*Opción27*(66). https://produccioncientificaluz.org/index.php/opcion/article/view/6555.

WISE A., MANNEM D., ANDERSON J. M., WEAVER M., *et al.* (2021). Do Author Conflicts of Interest and Industry Sponsorship Influence Outcomes of Systematic Reviews and Meta-Analyses Regarding Glaucoma Interventions? A Cross-sectional Analysis. *J Glaucoma* 30(4):293-299. doi: 10.1097/IJG.0000000000001798.

WORLD HEALTH ORGANIZATION, COMMISSION ON SOCIAL DETERMINANTS OF HEALTH. (2005). *Towards a conceptual framework for analysis and action on social determinants of health.* Geneva: World Health Organization.

ZHU L. J. (2015). Overview of guide RNA design tools for CRISPR/Cas9 genome editing technology. *Front Biol* 10: 289-296.

www.ingramcontent.com/pod-product-compliance
Lightning Source LLC
LaVergne TN
LVHW060153051026
849517LV00007B/2669
9789561130715